KB233638

# 병 안 걸리고 사는
## 역체온 건강법

# 병 안 걸리고 사는 역체온 건강법

초판 1쇄 인쇄일 2011년 3월 23일
초판 1쇄 발행일 2011년 3월 28일

**지은이**　최병갑
**펴낸곳**　(주)도서출판 예문
**펴낸이**　이주현
**주간**　이영기
**편집**　김유진, 윤서진
**마케팅**　채영진
**관리**　윤영조 문혜경

**등록번호**　제307-2009-48호
**등록일**　1995년 3월 2일
**전화**　02. 765. 2306
**팩스**　02. 765. 9306
**주소**　서울시 성북구 성북동 115-24 보문빌딩 2층
**홈페이지**　http://www.yemun.co.kr
**ISBN**　978-89-5659-168-1 (13510)

병 안 걸리고 사는

# 역 체온 건강법

한의학박사 최병갑 지음

현재와 비교하면 모든 것이 부족했던 시절이 있었습니다. 헐벗고 못 먹었던 그 시절에 우리 모두는 산업화에 매진하여 오늘의 풍요로움을 얻었습니다. 하지만 그 과정에서 개인과 사회의 건강과 안녕처럼 희생된 것들도 많았습니다. 또한 현대에는 풍요로움의 결과로 얻어진 질병들도 매우 많습니다. 생명을 위협하는 각종 성인병들이 그것입니다.

이뿐만이 아닙니다. 십수 년 전만 해도 생소했던 우울증, 화병과 같은 각종 정신질환들은 오늘날 한국인에게 가장 흔한 질병 중 하나가 되었습니다. 이런 정신질환들은 우리 아이들부터 나 자신, 부모님에 이르기까지 전 연령층에 큰 괴로움을 주고 있습니다. 사소한 일에 감정을 자제하지 못하여 큰 사건으로 발전하는 경우도 많으며, 자살이나 살인과 같은 극단적인 행동들도 크게 증가하고 있습니다. '감정폭주사회'라 해도 과언이 아닐 정도입니다.

한편 산업화로 인한 풍요로움은 건강과 장수에 대한 관심을 낳았고 그것이 웰빙이란 문화영역을 탄생시켰습니다. '건강을 잃는 것은 모든 것을 잃는 것이다'라는 격언은 참으로 훌륭한 말입니다. 초기의 웰빙은 육체적 건강을 위주로 몸의 행복을 추구하는 경향을 띠었습니다. 하지만 근래에는 '몸과 마음의 행복'이라는 웰니스(wellness)라는 말이 각광받고 있습니다. 몸의 건강을 위해서는 마음의 건강이 전제돼야 한다는 것을 깨달았기 때문입니다.

서양의학은 육체와 정신을 분리하는 경향이 강하여 성인병 같은 육체의 질병과 우울증 같은 정신의 질병을 따로 나누어 연구합니다. 그러나 한의학은 다릅니다. 한의학 관점에서는 육체와 정신이 결코 분리될 수 없으며 육체는 정신에, 정신은 육체에 큰 영향을 끼칩니다. 그것은 질병에 있어서도 마찬가지입니다. 현대에 만연하는 질병들은 육체적·정신적 요인이 서로 밀접하게 관련되어 발생합니다. 그러한 한의학의 관점 한가운데에는 화(火)가 자리 잡고 있습니다. 화가 많은 시대에 화가 많은 사람들에게 발생하는 질병들이 바로 현대의 각종 정신질환과 성인병들인 것입니다. 따라서 현대병의 원인이 되는 화를 이해하는 것은 매우 중요합니다.

웰빙에서 중요한 것은 첫째 심리적인 안녕, 둘째 육체적인 건강입니다. 그리고 세 번째는 첫째와 둘째를 이룰 수 있는 건전한 생활방식입니다. 모든 질병은 몸과 마음의 불균형에서 발생하며, 몸과 마음의 불균형은 잘못된 생활습관에서 생겨납니다. 그것을 고쳐나가려면 먼저 무엇이 잘못된 생활습관인지부터 알아야 합니다.

이 책에서는 정신질환을 비롯한 각종 질병의 원인이 되는 화를 다방면에서 살펴봅니다. 아울러 일상생활에서 화를 키우는 나쁜 생활습관을 지적하고 그것의 해결책을 제시합니다.

이 책은 건강에 관한 저의 3번째 책입니다. 책을 쓰는 도중에 태어난 3번째 아기인 성빈이가 몸과 마음이 모두 건강하게 자라기를 기원합니다. 더불어 이 책의 독자들과 모든 국민 여러분들이 건강하기를 진심으로 기원합니다.

상지대학교 한의과대학 교수<br>
금강산 한의원 원장<br>
최병갑

# PART 1 우울증과 감정폭주, 화가 원인이다

# PART 2 위험한 몸, 손발은 찬데 머리는 뜨겁다?!

# PART 3 가슴 속 천불은 인체의 시한폭탄

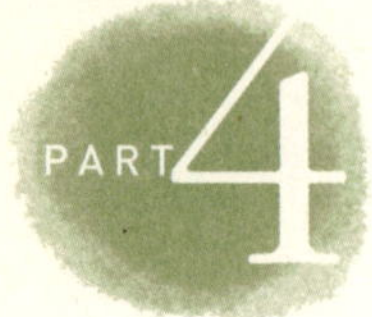

# PART 4 식탁을 바꾸면 몸과 마음이 살아난다

# PART 5 음식을 바꾸면 아이 두뇌가 달라진다

# PART 01

# 우울증과 감정폭주, 화가 원인이다

# 왜 이렇게
# 미친 사람이
# 많아진 걸까?

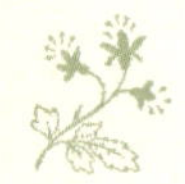

　언젠가부터 신문보기가 두렵다는 사람들이 많아졌다. 자고 일어나면 벌어지는 묻지마 범죄, 흉악범죄 때문이다. 돈 천만 원을 주지 않는다는 이유로 친아버지를 때려 숨지게 한 아들, 결혼을 허락하지 않는다는 이유로 여자친구의 부모를 인질로 잡고 살인을 저지른 청년 등…….

　얼마 전에는 진학문제로 부모와 갈등을 빚던 어린 소년이 방화를 저질러 가족을 죽음으로 몰고 간 사건이 일어나 세간을 경악케 했다.

　"세상이 미쳐가고 있나 보다!"

　많은 사람들이 입을 모아 이렇게 말한다.

근래 일어나는 많은 사건들의 공통점이 있다면 대개 화(火)를 참지 못해 벌어진 일이란 것이다. 이러한 화는 거시적으로 보면 기형적 사회구조에서 비롯된 것이지만, 미시적으로 보면 육체와 정신의 기능을 거스르는 현대인의 기형적 생활(식생활까지를 포함하여)에서 비롯되었다는 것이 필자의 관점이다.

### 우울, 분노… 감정을 주체하지 못하는 사람들

최근 들어 이유 없는 살인이나 정신이상, 이상성욕 등으로 인한 흉악범죄가 늘어나고 있다. 공중전화를 오래 쓴다는 이유로, 운전이 마음에 들지 않는다는 이유로, 심지어는 눈길이 마음에 들지 않는다는 이유로 분노한 나머지 일면식도 없는 사람을 폭행하거나 살해하는 범죄도 횡행한다. 이제는 초중학생마저도 이러한 범죄에 연루되는 형국이다.

굳이 범죄까지 들먹일 것도 없다. 주위를 둘러보라. 별것 아닌 일에도 분노하고, 순간적인 감정을 참지 못하여 이른바 '폭탄' '지뢰'로 불리는 인물들이 우리 주위에 한둘씩은 있기 마련이다. 또 무심히 길을 가다가 성난 듯 빵빵대는 자동차 경적소리에 놀라서 얼굴을 찌푸리는 일, 길거리에서 싸움 구경을 하는 것도 흔한 일이다. 대한민국 전체가 '감정폭주사회'로 변해가고 있는 듯한 모습이다.

그런 사회적 변화는 사회안전망이 취약한 현실, 기형적이고 잔혹한 사회 시스템에도 원인이 있다. 여기에 대해 필자는 추호의 의심도 없다. 그러나 한의학적 관점에서 보건대, 이는 분명히 현대인의 잘못된 생활상과 더 깊은 관련이 있다. 현대문명이 가져다 준 것들 중에는 편리함과 풍요로움 외에도 수많은 '정신질환'이 있음을 간과할 수 없기 때문이다.


## 반갑지 않은 문명의 선물, 정신질환

현대문명이 가져다 준 것은 물질적인 풍요로움과 편리한 생활이다. 그러나 더불어 발생하는 문제들도 많으니 각종 공해와 환경파괴가 대표적이다. 질병에 있어서도 과거와는 다른 양상을 보인다. 고혈압, 당뇨병, 암과 같은 성인병과 더불어 각종 정신질환들이 기하급수적으로 증가하고 있다.

정신질환의 범위는 다양하다. 환청이 들리고, 환상이 보이며, 헛소리를 하는 등의 정신질환 외에도 우울증, 조울증, 화병, 공황장애, 강박관념 등의 환자가 많다. 고소공포증, 폐쇄공포증, 아이들의 주의집중력장애(ADHD), 거식증이나 폭식증 같은 섭식장애를 비롯해 치매, 원인불명의 지속적인 두통과 불면증 등도 정신질환으로 분류된다.

한편 정신질환은 과격한 폭력이나 자살이란 형태로 표출되기도 한다. 자살은 가장 극단적인 행동이다. 보건복지부가 발표한 자료(2006년 기준 〈OECD 건강 데이터〉)에 따르면 우리나라의 자살률은 OECD 회원국 중 1위를 기록하고 있다.

더 심각한 것은 나이가 젊은 20~30대의 사망률 1위를 차지하는 것이 바로 자살이란 사실이다. 또 신문과 방송에서는 정치인, 기업인, 교수, 의사

같은 사회지도층 인사들과 유명 연예인들의 자살 소식이 끊이질 않고 있다.

앞서 대한민국이 감정폭주사회로 치닫고 있다고 말했다. 자살은 '감정폭주'로 인한 대표적인 치상(致傷)행위이다. 이외에 주차시비 같은 사소한 시비 끝에 발생한 살인 사건, 부부 싸움 끝에 아이들과 동반자살한 주부의 이야기 등은 이제 새롭지도 않다.

더 큰 문제는 이런 현상이 전 세계적으로 일어나고 있다는 것이다. 중국에서는 다수의 일반대중에게 칼을 휘둘러 살인을 저지르는 '묻지마 살인'이 빈번하게 발생하고 있으며, 미국에서의 총기 난살은 수십 명의 사상자를 만들기도 한다. 자신의 감정을 잘 드러내지 않기로 유명한 일본도 예외는 아니다. 공공장소에서 불만이나 분노를 그대로 표출하는 어른 같지 않은 어른들이 늘어나고 심지어 범죄로까지 이어지는 경우도 증가하고 있다. 최근에는 갑자기 화를 낸다는 뜻의 '기레루'라는 신조어가 일본 사전에 등재되었을 정도이다. 모두가 근 10~20년간의 경향들이다.

역사에 유래 없는 풍요롭고 편리한 시대가 왔다. 그런데 심각한 정신질환이나 폭력, 자살과 같은 극단적인 행동이 증가하는 것은 왜일까?

비슷한 시기, 전 세계는 컴퓨터와 인터넷 등 기계문명이 극도의 발전을 이루었고, 대규모 공장형 농장과 유전자 조작 식품 등으로 많은 국가들이 더 이상 식량을 걱정하지 않게 되었다. 또한 불과 40~50년 전에는 듣도 보도 못했던 가공식품들이 등장하고, 농업 국가였던 우리의 식탁에 고기가 매일 같이 오르게 되었으며, 텅 빈 운동장을 뒤로 하고 아이들은 너나할 것 없이 비디오게임에 빠져들었다. 조금만 관심 있게 살펴본다면 이런 변화들과 극단적 정신상태, 이상행동과의 연관성을 쉽게 찾을 수 있다.

# 조선시대보다
# 현대에 화병환자가
# 더 많은 이유

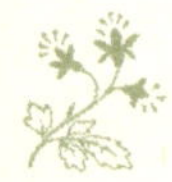

얼마 전 사회의 어두운 이면을 취재하는 TV프로그램에 소위 전문가가 나와 묻지마 범죄와 늘어나는 정신이상자들에 대해 이렇게 말하는 것을 보았다.

"무한경쟁시대, 사회안전망이 취약한 사회에서 과도한 스트레스를 받은 현대인들의 정신질환이 증가하고 있다…… 스트레스로 인한 우울증과 각종 정신질환이 증가하고 있으며, 심각한 패배감이나 절망감을 넘어서지 못할 경우는 무차별 범죄, 증오범죄로 이어지기도 한다."

필자가 이 말에 동의하지 않는 것은 아니지만, 한편으로는 의문을 풀 수 없었다. 과연 이것만으로 모든 것을 설명할 수 있을까?


## 옛날 사람은 현대인보다 스트레스를 덜 받았을까?

인기리에 방송되었던 드라마 〈추노〉에는 다음과 같은 노래가 나온다.

'개만도 못한 노비의 인생. 하루하루가 전쟁일세.'

조선시대 노비들은 인간으로서의 인격과 권리, 자유가 철저히 억압되고 몸과 마음을 착취당하는 삶을 살았다. 요즘 기준으로 보면 노비들은 모두 정신병 환자들이었을 것이다. 조선 중기에는 전체 인구의 40~50%가 노비였다고 하니 인구의 반 정도가 환자였다는 결론이다.

노비뿐일까? 조선시대에 과거시험은 양반들의 신분상승과 경제력 획득에 가장 중요한 수단이었다. 과거시험에 합격하여 국가공무원에 임용되어야 녹봉을 받았다. 양반 입장에서 상업이나 농업에 종사할 수는 없었으므로 과거시험에 합격하지 못한 양반들은 매우 빈궁한 생활을 하였다. 따라서 과거공부에 모든 전력을 쏟았지만 시험으로 뽑는 인원이 한정되어 있었기에 극히 일부의 양반들만 합격할 수 있었다. 50~60대의 늦은 나이에도 시험을 치르는 사람들까지 있었으니 그 살인적인 경쟁률을 짐작할 수 있다. 만약 과거시험에 합격하지 못한 상황이라면 어땠을까? 특히 결혼을 하여 자식을 가진 사람이었다면 가장으로서 역할을 못하는 지경이었으니 그 스트레스는 이루 말할 수 없었을 것이다.

양반 이하의 신분으로 출세하기 힘들었던 사람들의 스트레스 또한 엄청

났을 것이다. 단순히 육체노동을 하는 소작농들이라고 스트레스가 없었을까? 추수 때면 소작의 50%를 지주가 가져가고 20% 정도를 세금으로 내고 나면 30%가 남는다. 요즘으로 치면 월급봉투를 받으니 70%를 빚과 세금으로 떼고 30%만 남는 것과 같다. 먹고 살 걱정에 잠이 오지 않은 지경이었을 것이다. 거기에 양반은 군대나 부역을 면제 받았지만 일반 평민들은 고스란히 그것들을 감당해야만 했다.

남성들에 비해 삶의 제약과 차별이 심했고, 혹독하기로 유명했던 시집살이를 수십 년 동안이나 경험해야 했던 여성들의 경우엔 더 말할 것도 없다.

이상을 살펴보면 과거인들도 현대인들 못지않게 스트레스가 많았음을 알 수 있으며, 현대인들이 과거인보다 특별하게 스트레스가 더 많다고 말하기는 어렵다. 그럼 과거에도 현대처럼 정신병이 많았을까? 어느 기록을 살펴봐도 그런 기록은 없다. 그것이 아니라면 과거인들은 모든 것을 체념하고 포기하고 살며 단지 운명에 따르는 운명론자들이었을까? 아무리 사회적인 영향이 있더라도 감정을 지닌 인간으로서 모든 사람들이 운명론자는 아니었을 것이다.

가까운 현대를 보더라도 독재 정권 치하의 암울했던 시기보다 민주화가 이룩된 요즘에 정신질환 환자가 급속히 늘어나고 있는 것은 왜일까? 과거에 비해 늘어나는 현대인의 정신질환은 과연 무엇을 말하는 것일까?

현대인들은 육체노동이 적고 정신노동이 많으며, 일 자체가 과거보다 복잡하기 때문이란 분석도 있다. 하지만 도시인보다 육체노동이 많고 일이 단순한 농촌사람들의 정신질환도 많은 것을 보면 정답이 아니다.

스트레스는 확실히 정신질환을 유발하는 중요한 요인이다. 뿐만 아니라 육체의 병을 야기하기도 한다. 그러나 위에서도 말했듯이 '스트레스 증가'가 정신질환이 늘어난 직접적 요인이라고 보기는 어렵다. 그보다는 현대인들이 과거인들에 비해 스트레스에 대처하는 능력이 저하된 것으로 판단해야 한다.

스트레스 대처능력이 낮아진 결과 나타나는 질병은 비단 정신질환에만 국한되지 않는다. 양의학 병명 중 '신경성'이라는 접두어가 붙은 질병은 대부분 정신적 스트레스가 원인인 질환들이다. 신경성 소화불량, 신경성 위장병, 신경성 두통, 신경성 불면증 등.

누구나 한번쯤은 이런 신경성 질환들로 병원을 찾아갔다가 뚜렷한 원인이 밝혀지지 않아 낭패를 본 경험이 있을 것이다. 소화가 안 되어 내시경 검사를 하고, 머리가 깨질 듯 아파 뇌의 CT나 MRI를 찍어 봐도 이상소견이 보이지 않는다. 임상적 경험으로 보아도 이런 신경성 환자가 실제 장기에 이상이 있어 병에 걸린 환자보다 그 숫자가 몇 배는 현저하게 많다.

모든 신경성 질환의 이면에는 스트레스가 숨어있다. 요즘에는 암이나 고혈압, 당뇨병 같은 성인병의 경우에도 스트레스가 원인이라는 연구결과가 발표되고 있다.

성인병 환자가 과거에 비해 급격히 늘어난 것은 이미 주지의 사실이다(이는 스트레스뿐 아니라 식생활, 생활환경과도 연관이 있는데 이 모든 것은 '화를 불러일으키는 생활'로 귀결된다. 이와 관련해서는 뒤에서 자세히 살펴볼 것이다). 그런데 이 역시 과거에 비해 스트레스가 늘어났다기보다는 스트레스에 대처하는 능력, 즉 스트레스 면역력이 저하되었기 때문이라고 보아야 할 것이다.

그렇지 않다면 늘어나는 어린아이들의 화병을 어떻게 설명할 것인가. 잠깐, 어린아이들이 화병에 걸린다고? 의아해하는 독자들이 있겠지만 사실이다. 40대 이상 기혼 여성들의 것으로 여겨지던 화병의 연령이 점점 낮아지고 있다.

# 젊은이와
# 어린아이들에게 켜진
# 화병주의보

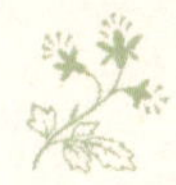

　상혁이(가명)는 이제 초등학교 4학년인 11살 소년이다. 부모가 느지막이 얻은 외아들로 애지중지 키운 탓에 구김살 없던 상혁이가 부쩍 말수가 줄어든 것은 1년 전 서울로 이사 온 이후부터. 환경변화로 인한 혼란과 사춘기를 겪고 있다고만 생각한 부모를 놀라게 한 것은 학교에서 걸려온 한 통의 전화 때문이었다. 상혁이가 학교를 빠져나가 PC방에 가있는 일이 잦고 잡혀오기라도 하면 화를 참지 못하고 폭력성향을 보이는 등 게임중독 증세를 보인다는 것이었다.

　상혁 엄마는 즉시 아이를 정신과에 데려가 상담토록 했고, 그 결과 게임

중독에 주의집중력장애라는 진단을 받았다. 이후로 등하교를 철저히 감시하며 게임과 차단하려 했지만, 게임을 못하게 하거나 훈계를 들으면 화를 이기지 못해 엄마에게 폭력을 휘두르는 일마저 생겼다.

점점 폭력적으로 변해가는 아이의 상태가 걱정스러워 얼마 전부터 정신과 약을 처방받고 있지만, 한편으로는 아직 어린아이에게 이런 약을 먹여도 안전할지 상혁 엄마는 걱정이 많다.

## 열 살짜리 우울증 환자

앞서 소개한 상혁이 같은 사례는 의외로 우리 주위에서 많이 볼 수 있다. 게임중독이나 식이장애, 주의집중력장애(ADHD) 판정을 받는 아이들을 쉽게 찾아볼 수 있으며, 발생연령도 점점 낮아지고 있다.

얼마 전 필자의 한의원에 열 살 된 여자 아이가 엄마 손에 이끌려 방문한 적이 있다. 아이가 조금 이상하여 신경정신과에 갔더니 급성 우울증이 심해서 당장 약을 먹지 않으면 위험하다는 진단을 받았다는 것이다. 열 살의 우울증 환자라니, 정신질환은 이제 비단 성인들만의 문제가 아닌 것이 현실이다.

이처럼 중독이나 폭력, 우울성향을 보이는 청소년 환자들의 상당수가 우울증 또는 화병 판정을 받고 있다. 우울과 화를 주체하지 못해 걸리는 병이 우울증이고 화병이다. 아이들의 몸과 마음에 병을 일으킬 정도의 울화가 쌓이고 있다니, 걱정스러운 일이 아닐 수 없다.

더욱이 이런 경우의 상당수가 화를 풀어주는 음식과 운동처방 등을 통해 자연스럽게 치유할 수 있는데도, 인위적으로 호르몬을 조절하는 우울증 약을 처방받는 것은 더 큰 우려를 낳는다.




화병은 한국인의 대표적인 정신질환이다. Hwabyung(화병)이라는 영문명을 가진 이 질환을 신경정신과에서는 일종의 문화관련증후군(culture-bound syndrome)으로 정의한다(뒤에서 설명하겠지만 필자는 이러한 '문화'와 관련된 정의에도 의문을 품고 있다).

그 동안 화병은 보통 40대 이상, 갱년기 기혼 여성들의 질병으로 여겨져 왔다. 화병환자들의 대부분은 발병기간이 비교적 장기간이며, 대개 '결혼생활'이라는 동일한 정신적 원인을 갖고 있었기 때문이다. 즉 남편과의 갈등, 고부갈등, 시댁 식구들과의 갈등, 자녀 문제처럼 가정사에 지속적인 문제가 있는 중년의 기혼여성, 전업주부들이 가장 화병이 많았다.

그런데 요즘에는 이런 화병의 경향이 바뀌고 있다. 1990년대 이후에는 남성들도 화병을 앓는 환자수가 30%에 이를 정도로 많아졌으며, 화병 환자의 연령대도 점차 낮아지고 있는 추세이다. 20~30대 후반의 여성들과 젊은 부부들의 화병이 증가하고 있으며 심지어 10대 청소년들도 화병 클리닉을 찾는다.

예전에는 화병을 한국인의 한(恨) 정서와 연관 짓곤 했다. 그러나 젊은이들이 한이 많으면 얼마나 많겠는가? 이러한 젊은이들의 화병은 한이 많이 쌓인 것과 관련이 없으며, 따라서 현대인의 화병을 '한의 문화'로 해석하는 것은 옳지 않다.

장기간의 억압 때문에 중년 이상에서 발생하던 화병이 젊은이들(심지어 어린아이들)에게까지 나타난다면, 이는 무언가 '장기간의 스트레스에 비견할 만한 병적 요인'이 작용했기 때문일 것이다. 그것은 곧 스트레스에 대처하는 능력이 현저히 저하된 결과이다. 그래서 전에는 수십 년에 걸친 끝에 나타나던 화병이 단시간에 발현되고 있는 것이다.

그렇다면 현대인들이 이처럼 스트레스에 취약해진 이유는 무엇일까? 다양한 원인과 해석이 있겠지만 결론은 하나다. 바로 몸속에 쌓인 '화' 때문이다.

## 화와 스트레스는 다르다

화 때문에 스트레스 대처력이 떨어졌다고 말하면 "화가 바로 스트레스고 스트레스가 바로 화 아닙니까?"라고 묻는 사람들이 많다. 그러나 화와 스트레스는 조금 다르다. 여기서 화는 단순한 스트레스를 넘어서 우리 몸속의 화기(火氣)를 일컫는 말이다. 몸속에 존재하는 뜨거운 기운, 뜨거운 열기라고도 표현할 수 있다.

"발이 따뜻하고 머리가 차가워야 건강하다."

흔히 '두한족열'이라고 표현하는 데, 이 말은 몸속의 뜨거운 기운은 인체에서 가장 아래쪽에 있는 발까지 구석구석 미쳐야 하고 차가운 기운은 높이 있는 머리로 가야 건강하다는 뜻이다. 이때 뜨거운 기운이 바로 화기이다.

스트레스, 짜증, 불안, 분노, 증오 등을 느끼면 흔히 '열이 받는' 상태가 되며 실제로도 무엇인가 얼굴로 뜨겁게 치밀어 오르는 느낌을 받는다. 이렇게 얼굴을 덥히는 뜨거운 기운이 화기이다. 스트레스 자극에 대한 체내의 즉각적인 반응이 곧 화기인 것이다. 몸이 건강할 때는 순간적으로 화기가 오르더라도 금세 가라앉지만 건강하지 못한 상태라면 급성질환이나 정신이상을 유발하기도 한다.


## 화기는 스트레스 호르몬보다 빠르게 작용한다

무서운 것은 불길이 순식간에 치솟듯이 화기도 급격히 치밀어오를 수 있다는 점이다(화기의 성질에 관해서는 다음 장에서 자세히 설명할 것이다).

서양의학에서는 정신질환을 분석할 때 스트레스 호르몬을 중시한다. 정신적으로 강한 스트레스를 지속적으로 받을 때 분비되는 스트레스 호르몬이 뇌의 면역력을 손상시키고 정신질환을 유발한다는 것이다. 그러나 이런 이론에는 허점이 있다. 서양의학에는 화기에 대한 내용이 없기 때문이다. 예를 들어보자.

TV 드라마를 보면 종종 화를 내다가 뒷목을 잡으며 쓰러지는 모습을 볼 수 있다. 이처럼 갑자기 화를 내고 분노하면 화기가 치솟는데 그때 대부분의 사람들은 머리나 목을 잡는다. '악' 하고 화를 내다 갑자기 쓰러지는 것

은 스트레스 호르몬이라는 물질이 작용할 시간적 여유 없이 순식간에 벌어
지는 일이다.

또 부끄러운 일을 당했을 때를 생각해 보자. 부끄러움을 느끼면 화기가
치솟아 순식간에 얼굴이 확 붉어진다. 부끄러움으로 인한 스트레스와 그로
인해 분비되는 코티졸, 아드레날린 같은 여러 스트레스 호르몬은 화기보다
늦게 나타나는 것이다.

이처럼 화기는 스트레스 호르몬보다 더 빠르고 강력하게 작용한다. 따라
서 정신질환의 치료도 스트레스 호르몬을 조절하는 것보다 화기를 조절하
는 것이 효과가 빠르며 근본적인 치료법이 된다. 한편 체내에 화가 많은 경
우와 화가 적은 경우가 있다. 화가 많은 사람은 외부의 조그만 자극, 작은
스트레스에도 화기가 치솟는 현상이 심해진다. 때문에 화가 더해지면 정신
질환에 걸릴 확률이 높다.

문제는 현대인이 이처럼 화의 역전(화가 머리로 올라온 상태)을 유발하거나
화기를 키우는 생활을 하고 있다는 데 있다. 먹자마자 열이 올라 땀을 뻘뻘
흘리게 만드는 매운 음식들을 즐기고, 육식을 위주로 하는 고열량의 서구
식 식생활을 하며, 하루 종일 앉아서 공부를 하거나 머리로만 일하면서도
운동은 거의 하지 않는다. 모니터나 작은 스마트폰 화면 속에 빠져 늦은 밤
까지 지내다가 새벽에서야 잠에 든다……. 이처럼 몸에 화기를 쌓는 생활
을 할 뿐 풀어줄 방법을 찾지 않는다. 이것이 지속되면 결국 작은 스트레스
라도 화기를 지피는 불쏘시개가 되어 결국 정신·육체적 질병을 키우게 되
는데도 말이다.

그렇다면 '화' 란 무엇이며 어떻게 조절해야 하는가? 다음 장부터는 화의 정체에 대해 알아보겠다. 이제까지 당신이 알고 있던 '화' 와 비슷하면서도 다를 것이다.

# PART 02

# 위험한 몸,
# 손발은 찬데
# 머리는 뜨겁다?!

# 이런 증상에
# 시달리고 있진
# 않습니까?

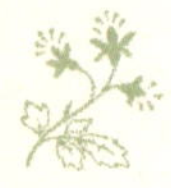

　　화가 무엇인지 살펴보기에 앞서, 독자 여러분의 이해를 돕기 위해 '화' 와
관련된 두 가지 사례를 살펴보자.


### 사례 1. 귀신은 저 인간 안 잡아가고 뭐하나!

　　직장생활 4년차의 미자(가명, 26세) 씨는 요즘 매일 아침 회사 가는 것이
고역이다. 새로 부임한 불 같은 성격의 직장상사 때문이다. 직장상사는 별
것 아닌 일에도 큰 소리로 화를 내기 일쑤라 미자 씨는 종일 긴장 상태로 지

내다 보니, 이제는 상사의 목소리만 들어도 가슴이 벌렁거릴 정도다.

직장상사는 미자 씨뿐 아니라 다른 직원에게도 큰 소리를 자주 내는데 그때마다 미자 씨는 깜짝 깜짝 놀란다. 자주 놀라는 탓인지 요즘엔 소화가 잘 되지 않아 고역이다.

"오늘도 점심 안 드세요?"

직장 동료의 물음에 미자 씨는 고개를 저었다. 벌써 일주일 째, 가슴이 답답하고 목구멍에 뭔가 걸린 것 같아 점심을 거르고 있다. 침을 삼켜도, 물을 마셔도 그대로여서 병원에도 가보았지만 아무 이상이 없단다. 그런데 미자 씨 본인은 목구멍에 가시가 걸린 마냥 답답하니 바보가 된 기분이다.

### 사례 2. 이 나이에 아토피라니?!

환열(가명, 37세) 씨는 네 살 배기 아들의 아빠이자, 9년차 직장인이다. IT 분야에 종사하기 때문에 늦은 시간까지 야근이 잦다. 하루 종일 모니터와 씨름하며 업무에 시달리다 돌아오는 저녁이면 꼭 매콤한 음식이나 고기가 입에 당긴다. 아이가 커가고 승진을 하면서 부담도 커져서인지, 요즘은 술을 마시지 않으면 잠을 잘 못자는 날이 많아졌다. 화를 참지 못하는 경우도 잦아져서, 아이가 떼라도 쓰면 불 같이 화를 냈다가 곧 후회하곤 한다. 때문에 "어쩌면 애랑 똑같이 굴어"라는 아내의 핀잔을 받던 터, 어느 날부터인가 몸에 간지러운 두드러기가 올라오기 시작했다.

자꾸 긁어서 피를 본 후에야 병원을 찾은 환열 씨. 그런데 의사의 소견이 아토피라는 것이 아닌가? 아토피는 어린 아이들의 질병인 줄 알았던 그는 어리둥절했다. 이 나이에 아들도 안 걸린 아토피라니?


## 이 모든 것의 원인은 몸속 열기

화에 대한 이해를 돕기 위해 현실에서 자주 볼 수 있는 두 가지 사례를 들었다. 어쩌면 본인의 사례와 비슷하다고 느끼는 독자들도 있을지 모르겠다.

대부분의 사람들은 부모나 교사, 상사에게 혼나거나 억울한 일을 당했을 때 혹은 갑자기 놀랐을 때 가슴이 뛰며 얼굴까지 뜨끈뜨끈해지는 느낌을 받은 적이 있을 것이다. 혹자는 '얼굴에서 심장이 뛰는 것 같다'고 표현하기도 한다. 이러한 뜨거운 느낌이 바로 화이다. 화가 순조롭게 퍼지지 못하고 뭉치면 미자 씨처럼 여러 가지 증상을 유발한다.

미자 씨가 겪고 있는 소화불량과 매핵기 증상이 대표적이다. 소화가 안 되며 가슴이 답답한 것은 위장에 열기가 심해진 때문이다. 그럴 때 속쓰림과 함께 위염 같은 위장병이 발생하기도 한다.

한편 매핵기는 목구멍에 뭔가 걸린 듯 불쾌한 느낌이 드는 질환이다(간혹 나타나는 소화장애 외에 특별한 다른 증상은 없다). 생각 외로 많은 여성들이 이러한 매핵기 증상을 겪고 있다. 양방에서는 만성 인후두염, 역류성 식도염 등으로 진단하고 항생제 계통의 약을 투여하지만 오래 먹어도 차도가 별로 없다. 매핵기는 실제적인 염증성 질환이 아니라 스트레스로 인한 일종의 신경성 질환이기 때문이다. 신경을 많이 쓰는 사람, 신경이 예민한 사람들에게 매핵기가 많이 발생한다.

환열 씨의 경우에는 하루 종일 앉은 채로 모니터의 작은 글씨들과 씨름하는 직업을 가지고 있었다. 많은 직장인들이 경험하듯, 이러한 업무환경에서 일에 몰두하다 보면 머리로 열이 오르며 얼굴이 붉어지는 현상이 나타난다. 이것이 오래 되면 감정을 잘 컨트롤하기 어렵고, 불면증이 생기기도 하며, 증상이 심해지면 분노증후군 같은 정신질환을 일으킬 수도 있다.

환열 씨처럼 스트레스를 풀기 위해 술과 매운 음식, 육식을 즐기는 직장인들이 많은데 이 역시 화를 쌓이게 하는 주요한 요인들이다. 온돌에 불을 지피면 방안의 습기가 마르면서 건조해지듯이 몸도 뜨거워지면 자연히 마르고 건조해진다. 아토피, 건선 같은 피부 질환은 몸속의 화기, 즉 열기 때문에 피부가 건조해진 결과로 나타나는 대표적인 질환들이다.

## 화를 제대로 알아야 건강을 지킨다

위의 사례처럼 우리가 살면서 매일매일 겪는 정신적 · 육체적 증상들과 질병들 중 상당수가 화와 관련이 있다. 따라서 화만 제대로 다스려도 신경성 질환, 우울증과 화병 같은 정신질환의 상당 부분을 제어할 수 있다. 그뿐인가. 어린 아이들의 고질적인 아토피, 집중력 장애 등을 해결할 힌트도 바로 '화'에 있는 것이다.

화의 작용을 잘 이해하려면 먼저 기(氣)에 대해 아는 것이 도움을 준다.

일반인들은 기에 대해 자세히는 모르더라도 일상에서 기가 들어간 말들을 자주 사용하고 있다. 화기, 냉기, 습기 또는 기분이 나쁘다, 심기가 불편하다 같은 말들이다. 이 말들만 잘 이해해도 기에 대해 많은 것을 알 수 있다.

기란 간단히 설명하면 에너지이며, 기의 순환은 에너지의 흐름 또는 움직임이다. 인체 내에도 이런 에너지의 흐름이 있다. 인체의 기 순환에서는 화기와 냉기의 순환이 가장 중요하다.

"손발이 차고 머리는 뜨거운 것이 문제이다."

두한족열과는 반대로, 머리는 화기로 뜨겁고 손발은 냉기가 있어 차가운 상태란 뜻이다.

"아랫배를 따뜻하게 해야 몸에 좋다."

이것은 화기가 아래로 내려와서 아랫배를 데워야 몸이 건강하다는 말이다. 이처럼 기 또는 기 순환이란 개념은 전혀 어렵지 않다.

자, 지금부터는 여러분이 매일 경험하면서도 잘 몰랐던 화, 그것에 대해 자세히 알아보자.

# 화가 많은 사람
# vs.
# 화가 적은 사람

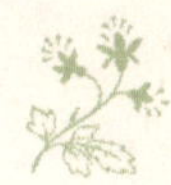

"아, 열 받아!"

기분이 나쁠 때 우리는 '열 받는다' 는 말을 자주 쓴다. 그리고 열을 받다가 성질이 나면 '화가 난다' 고 한다. 열 받는 것보다는 화가 나는 것이 좀 더 격한 상태이다.

왜 사람들은 하고 많은 말들 중에서 하필 '열' 과 '화' 를 분노와 연관 짓는 것일까? 분노와 열 그리고 화가 대체 무슨 관계이길래?

이렇게 물으면 누군가는 다음과 같이 대답할지 모른다.

"화가 나면 열이 오르면서 얼굴이 뜨끈뜨끈해지잖아요. 낯빛이 벌게지기도 하고요."

정답이다!

화가 나면 순식간에 얼굴이 붉어지면서 혈압이 치솟고 심장박동이 빨라진다. 마음이 진정이 안 되어 간단한 것도 생각이 안 나며 심하면 손발이 덜덜 떨린다. 아울러 폭발하고 싶은 마음이 들기도 하며, 실제 폭력적인 행동을 하기도 한다. 말이 빨라지고 목소리가 커지며 고함을 지르기도 한다.

이런 감정현상을 옛 사람들은 '불'의 기운에 비유하였다.

불은 붉은색이며 매우 뜨겁고 위로 상승한다. 또한 움직임이 활발하며 심하면 폭발하는 성질이 있다. 이러한 불의 성질처럼 사람도 체내에 화가 많아지면 실제로 화를 내는 감정현상이 나타나는 것이다. 즉, 화를 내는 것은 몸 안의 기 중에서 뜨거운 화기가 뭉쳤다 폭발하며 밖으로 표출되는 현상이다.

## 우리 몸속의 불과 물

한의학에서는 기(氣)의 순환을 중시한다. 기 순환이라고 하면 어쩐지 어렵고 멀게 느껴지지만, 우리의 몸을 하나의 자연계로, 기를 그 속에서 순환하는 대기라고 생각하면 전혀 어렵지 않다.

학교 다닐 때 배웠던 대기의 순환을 떠올려보자. 대기는 더운 기운과 찬 기운이 서로 순환하면서 움직인다. 덥거나 차가운 기온의 차이가 공기의 흐름을 만들고 움직임을 일으키는 것이다. 물의 경우에도 더운물과 찬물이

섞이면 대류가 활발하며 순환이 빨라진다.

우리 몸도 마찬가지이다.

체내의 더운 기운은 열기라고 한다. 이 열기는 불, 즉 화(火)를 상징하므로 화기(火氣)라고도 한다. 열 받는 것보다 화난 것이 더 격한 상태이듯, 열기보다 화기가 더 강한 기이다. 불은 뜨겁고 위로 상승하며 운동성이 활발하다.

이에 반해 찬 기운은 냉기(冷氣) 또는 한기(寒氣)라고 한다. 냉기보다 한기가 더 강한 기이다. 이것은 물, 즉 수(水)를 상징하므로 수기(水氣)라고도 한다. 물은 차갑고 아래로 흐르며, 운동성이 적어서 움츠리고 모이는 성질이 강하다. 아래 표를 살펴보자.

| | 더운 기운 | 찬 기운 |
|---|---|---|
| 상징 | 불(火) | 물(水) |
| 기 | 열기 | 냉기, 한기 |
| | 화기 | 수기 |
| 성질 | 뜨겁고 위로 상승한다 | 차갑고 아래로 하강한다 |
| | 잘 움직이며 퍼진다 | 잘 움츠리며 모인다 |
| | 활동성이 뛰어나다 | 활동성이 적다 |

| 더운 기운과 찬 기운의 성질 |

자, 더운 기와 차가운 기 중 주도권을 가지는 것은 어느 쪽이겠는가?

당연히 활동성이 강한 더운 기, 즉 화기일 것이다. 이러한 화의 성질을 인체에 대입시켜 생각해보자.

## 화가 많은 사람은 활동적이다

자연계에서 태양은 만물에 열에너지를 공급한다. 태양이 떠오르면 기온이 상승하고 활기가 넘치며, 낮 동안 생물들은 적극적인 활동을 한다. 식물은 태양빛을 받아 광합성을 하며 살아간다.

인체의 화는 자연계의 태양에너지와 같은 작용을 한다.

우리 몸속의 화는 첫째, 몸을 따뜻하게 하고 체온을 유지하도록 하며, 둘째, 활발히 움직이게 하는 활기·생기의 작용을 한다.

때문에 화가 많은 사람은 몸이 뜨겁고 화가 적은 사람은 몸이 차갑다. 활동력이 좋아 잠시도 쉬지 않고 움직이며 잠도 적게 잔다. 이와 반대로 화가 적은 사람은 활동력과 움직임이 적으며 잠도 많이 잔다.


## 화가 많은 사람의 성격 vs. 화가 적은 사람의 성격

화가 많은 사람은 행동력이 뛰어나고 변화가 빠르며 모든 일에 능동적으로 대처한다. 성격이 활발하지만 변화가 심한 성격 탓에 가끔은 변덕이 심하다고 느껴질 때도 있다.

반면 화가 적은 사람은 행동력이 떨어지고 변화가 느리며 변화에 대응하는 대처능력도 떨어진다. 성격이 활발하지는 않지만 한결 같고 변화가 적다.

이런 결과는 화의 활동력 외에도 화가 정신에 미치는 작용력이 있기 때문이다.

화가 많으면 생각이 많고 순간적인 판단력이 빠르다. 아이디어 맨들은 대부분 화가 많다. 그러나 화가 지나치게 많으면 생각이 너무 많아 정신을 모으지 못하고 집중하지 못하며 덜렁대게 된다. 또 생각이 왔다 갔다 하면서 판단력이 흐려지고, 마음도 불안해진다.

반면 화가 적으면 생각이 적고 판단력도 느리기 때문에 행동이 느리다. 그러나 성격은 한결 같으며 깊은 사고력을 갖는다는 것이 장점이다.

## 화가 지나치면 병이 된다

태양은 자연계에 열에너지를 공급한다. 이때 공급되는 열에너지는 적절해야 한다. 공급되는 열이 너무 많으면 대지가 불타오르고, 공급되는 열이 너무 적으면 대지가 얼어붙는다.

인체의 화는 태양의 열에너지와 같다. 체내에 화가 적당하면 인체는 건강하다. 그러나 어떤 원인으로 화가 지나치게 많아지면 인체는 정신적·육체적으로 화병이 발생하고 만다. 반면 화가 너무 적으면 냉병이 발생하는 것이다.

한편 공기는 더운 기운과 찬 기운이 서로 대류하며 순환한다. 이때 순환을 주도하는 것은 움직임이 활발한 더운 기운이다. 인체의 화는 기혈의 순환을 주도한다. 화가 적당하면 기혈의 순환이 순조롭다. 그러나 화가 지나치게 많으면 순환이 너무 빨라져서 코피와 같은 출혈증상이나 고혈압, 뇌출혈 같은 질병을 일으킨다. 이와 반대로 화가 너무 적으면 기혈의 순환이 느리고 순조롭게 잘 되지 않는다.

# 멀쩡하던 사람이
# 갑자기 울화통 터지는
# 이유

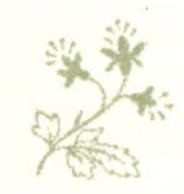

　요즘 소화불량, 불면증, 답답증 등 정체를 알 수 없는 신경성 증상에 시달려 양방병원에 가면 '화병' 진단을 내려준다고 한다. 화병이라고 하면 전업주부들은 그나마 담담하게들 받아들이곤 하지만, 직장인들은 다시 한의원을 찾아와 갸우뚱 하며 이렇게 묻는 경우가 많다.

　"스트레스가 많기는 합니다. 그러나 그때그때 운동도 하고 아니면 술 마시고 노래방도 다니며 나름대로 스트레스를 잘 풀며 살아왔어요. 그런데 화병이라니요?"

　한 40대 환자는 이렇게 묻기도 했다.

"전에는 좀 힘들었지요. 하지만 다 지난 이야기입니다. 몇 년 전부터는 사업도 잘 풀리고, 요즘은 아내와 취미생활도 즐기며 잘 지내고 있습니다. 그런데 화병으로 몸이 아프다니, 말도 안 돼요."

불행히도, 화는 체내에 쌓이며 잠복해 있다가 어느 순간 폭발하는 성질을 가지고 있다. 그래서 한창 힘들 때는 잘 버티던 사람들이 수 년이 지나 갑자기 울화통이 터진다며 정신이상 증세를 보이기도 하고, 병원에서는 이상이 없다는데 몸이 아프다며 고통을 호소하는 것이다.

심지어는 수십 년 동안 잠잠하다가 화가 폭발한 사례도 있다.


## 사례 3. 이십 년 묵은 울화가 터져나오다

필자의 한의원에 73세의 할머니가 찾아왔다. 평소 명치끝이 갑갑하고 신경성 소화불량이 있다며 고통을 호소했다. 진맥을 해보니 활시위처럼 팽팽한 현맥(弦脈)이 나왔다.

"할머니, 왜 이리 신경 쓰는 일이 많아요?"

그러자 할머니는 의외라는 듯 대답했다.

"젊었을 때 할아버지가 바람을 많이 피워 속이 많이 썩었는데, 50대부터 교회에 나가 기도를 하면서 마음이 편해졌어. 이젠 괜찮아."

그러나 분명히 맥에는 화병이 나오기에 할머니에게 신경 쓰면 속에서 치밀어 오르는 느낌이 있거나 머리가 아프지 않냐고 물으니 이렇게 대답하는 것이었다.

"맞아. 요즘 그래, 아니, 계속 그랬어. 마음이 편하다가도 별안간 열이 확 오르면서 머리가 아프고, 그럼 속이 편치 않아."

"할머니, 그게 화에요. 할머니는 기도하면서 전부 잊어버려서 마음이 편하다고 하시지만, 그게 다 풀린 것이 아니고 화가 속에 쌓여서 그냥 숨어있는 거예요. 그래서 조금만 신경 써도 그 화가 불쑥불쑥 올라오는 겁니다."

## 화는 잠복해 있다가 수시로 나타난다

위 할머니의 사례처럼 오래 쌓이거나 많이 쌓인 화는 잘 풀어지지 않는다. 종교를 가지거나 취미생활 등 다른 활동을 하면 나쁜 기억을 잊어버리고 잠시 화를 억누를 수는 있을 것이다. 그러나 쌓였던 화가 근본적으로 풀어지는 것은 아니다.

이처럼 쌓인 화는 틈만 있으면 불쑥불쑥 위로 올라오는데, 이것이 결국 이상증상이나 도발행위를 유발하게 된다. 또 예상 밖의 질병을 불러일으키기도 한다. 대표적인 예가 암이다.

주위에서 암으로 인해 고생하는 사람 한두 명씩은 찾아볼 수 있을 정도로 암 환자가 늘어났다. 암을 일으키는 주요 요인이 스트레스라는 것은 이미 잘 알려진 사실이다. 스트레스는 몸속 화기를 키우는 불쏘시개이다. 암 환자가 급증하는 원인 중에는 현대인에 만연한 화기가 커다란 한 축을 차지하고 있다(165쪽 참고).

한 조사에 따르면 직장인의 83.4%가 직장생활을 하면서 화병을 경험해

봤다고 한다(취업포탈 커리어 조사). 심지어는 32.4%가 화병 때문에 직장을 그만두기도 했다는데, 과연 80%의 직장인들이 얼마나 화를 잘 풀면서 살아가고 있을지, 혹시 미래의 병을 키우고 있는 건 아닐지 염려스럽다.


## 몸속 화를 풀어내는 3가지 방법

음주가무도 소용없다, 기도를 해도 병에 걸렸다니……. 그럼 대체 어떻게 해야 화를 풀 수 있을 것인가? 화를 푸는 방법에는 3가지 방법이 있다.

가장 좋은 것은 화의 원인이 완전히 해결되는 것이다.

두 번째는 모든 것을 완전히 잊는 것이며, 세 번째는 화를 풀기 위해 지속적으로 노력하는 것이다.

이 중에 첫 번째와 두 번째는 혼자만의 힘으로 해결하기가 쉽지 않다. 그럼 남은 것은 세 번째 방법뿐인데, 이렇게 하려면 화가 어디에 어떻게 쌓이는지를 먼저 이해해야 한다. 그래야 화를 효과적으로 제어하고 넘치는 화를 풀어낼 수가 있다.

과연 화는 인체의 어느 곳에 어떤 방식으로 쌓이는 것일까?

# 화가
# 쌓이는 곳,
# 심장

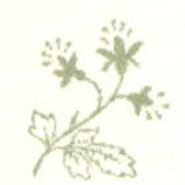

태양은 자연에 열에너지를 공급한다. 우리 몸을 자연에 비유했을 때, 몸 속 태양은 어떤 장기일까?

바로 심장이다.

심장은 인체에서 가장 뜨거운 장부이다. 실제로 심장 부근의 온도는 심장에서 먼 쪽의 기관들보다 높다. 열기는 상승하기 때문에 심장보다 위쪽에 있는 얼굴과 머리는 잘 얼지 않지만, 심장에서 아래쪽으로 멀리 있는 발은 양말을 두껍게 신어도 동상에 잘 걸린다.

심장을 중심으로 열기가 위로 상승한다는 것을 가장 극명하게 보여주는 것은 심장 부근과 아랫배이다. 일반적으로 심장 부근과 그 위는 따뜻한 반면 배는 심장과 비교적 가까이 있는데도 불구하고 아랫배가 차가워 고생하는 사람들이 많다.

이렇게 심장이 뜨거운 이유는 무엇일까? 인체의 오장육부는 각기 열에너지를 갖고 있는데 이 열기들이 모두 모이는 곳이 바로 심장이기 때문이다. 심장은 이렇게 모인 열기를 저장하는 한편 전신에 분배하며 조절하는 역할을 한다. 그래서 한의학에서는 '심장은 화를 다스린다' 라고 한다.

정리하면, 심장은 인체의 열기가 모두 모이는 저장창고이며 가장 뜨거운 장부이다. 심장은 심장박동을 통해 혈액을 공급하면서 아랫배와 전신에 화기를 퍼뜨리고 조절하며 체온을 유지시키는 중요한 작용을 한다.

## 심장이 지나치게 뜨거우면 뇌가 손상된다

서양의학은 육체와 정신을 나누는 경향이 강하다. 따라서 육체의 질병과 정신의 질병을 나누어 연구한다. 그러나 한의학은 육체와 정신을 따로 분리하지 않고 육체와 정신은 하나라는 전제 하에 출발한다. 여기서 중요한 것이 오장육부이다. 인체의 생리 병리를 판단할 때 한의학은 오장육부를 가장 중요시한다. 이것은 뇌와 정신에 있어서도 마찬가지이다. 뇌의 구조를 이루는 바탕 물질을 제공하면서 뇌 기능이 원활하게 작동하도록 돕는 것이 오장육부이다. 따라서 뇌의 건강에도 무엇보다 오장육부가 중요한 것이다.

오장육부 중 뇌의 사유작용과 가장 밀접하게 관련되는 장부는 어디일까? 바로 심장이다. 심장의 한자어는 心臟이며, 心은 마음 심이다. 이것은 심장이 마음과 정신을 주관하고 있음을 표현하고 있다. 심장이 튼튼한 사람은 뇌와 정신이 튼튼하고, 심장이 나쁜 사람은 뇌와 정신이 튼튼하지 못하다.

그런데 인체가 뜨거워지고 화기가 쌓이면 심장에도 많은 화가 쌓여 심장이 담당하는 정신에도 영향을 미치게 된다. 즉 심장이 지나치게 뜨거워진 나머지 화기를 전신에 분배하는 생리기능을 잃으면, 화는 심장의 통제권을 벗어나 본성대로 위로 치밀어 올라 곧장 뇌로 향하게 된다. 이 때문에 뇌가 혼란스러워지고 심지어 정신질환으로도 발전하는 것이다. 이 때문에 한의학에서는 '심장은 뜨거운 것을 싫어한다' 고 하며, '심장이 나쁜 사람은 따뜻한 것을 먹거나 옷을 덥게 입지 말아야 한다' 고 주장한다. 심장이 지나치게 뜨거워지는 것을 경계하라는 뜻이다. 앞서도 말했듯 현대인에게 정신질환이 많은 것은 모두 심장에 화가 지나치게 쌓여 너무 뜨거워졌기 때문이다. 이 점을 명심하도록 하자.

손발은 찬데 얼굴은 뜨거운가? 생각이 혼란스럽고 마음이 안정되지 않는가? 그렇다면 이미 심장에 화가 지나쳐 화기가 위로 치솟고 있다는 증거이다.

실제로 심장질환이나 관상동맥 질환이 있는 사람은 우울증을 앓기 쉬우며, 반대로 평소에 우울증이 있는 사람은 심장질환이나 관상동맥질환으로 발전하기 쉽다. 이런 사실은 심장과 정신의 관계를 잘 설명해주고 있다.

☐ 얼굴이 전체적으로 붉고, 특히 이마 부위가 더 붉어진다.

☐ 양미간 사이인 인당 부위가 붉거나 주름살이 짙게 생긴다.

☐ 혀가 붉고 혀끝은 딸기처럼 붉다.

☐ 눈이 충혈이 잘 되며 눈의 실핏줄이 진하게 드러난다.

☐ 전중혈과 흉골 주위를 눌렀을 때 압통이 심하다.

　(화가 많거나 심장이 나쁜 사람은 가슴의 흉골을 중심으로 눌렀을 때 압통점이 나타나며

　특히 흉골과 양유두를 연결한 선의 중심인 전중혈에 압통이 심하다.)

# PART 03

# 가슴 속 천불은
# 인체의 시한폭탄

# 당신의 몸에
# 화가
# 쌓이고 있다

"아우, 선생님. 가슴 속에서 천불이 터질 것 같아요."

한의원에 찾아온 여성 환자가 자리에 앉자마자 이렇게 말하는 것이 아닌가. 30대 중반의 이 여성은 얼굴이 붉어지고 짜증과 신경질이 많아지며, 더운 것을 못 참는 등 갱년기 증상과 유사한 증상을 겪고 있었다. 불면증과 잦은 두통을 호소하기도 했으며, 또한 생리도 불순하여 조기 폐경이 염려되던 상태였다.

원인은 화병이었다. 얼마 전에는 정신과에서 우울증 진단을 받기도 했단다. 그 환자에게 이렇게 설명해 주었다.

"몸속의 화가 심장을 뜨겁게 해서 가슴 속에서 천불이 터질 것 같은 기분을 느끼는 등 정신적인 증상도 겪고, 더불어 생리불순 같은 신체적인 증상도 나타나는 겁니다."

양방병원에 가면 우울증이나 조울증, 분노증후군, 강박관념, 공황장애, 정신분열증 등 수 많은 정신질환을 이야기한다. 하지만 그 질환들의 경계점은 명확하지 않으며 개개의 질환을 확진할 수 있는 검사법도 없다. 따라서 병원마다 진단이 일치하지 않는 경우가 많으며, 치료법도 그때그때의 증상에 따른 대증치료가 위주이다. 정신과의 연구측면에서는 이런 질환 각각에 대한 분석이 중요하겠지만, 환자 입장에서는 더 근본적인 원인을 파악하고 대처법을 아는 것이 훨씬 더 유용하다고 할 수 있다.

이들 질환의 공통점, 즉 근본 원인은 바로 '화'이다. 몸속에 지나치게 많은 화가 심장을 뜨겁게 하고 뇌와 정신에 영향을 미쳐 여러 가지 정신질환이 발생하는 것이다. 따라서 정신질환에는 무엇보다 먼저 화의 성질에 대해 정확히 알고 대처하는 것이 중요하다.

## 내 몸속 화를 측정하는 자가테스트

다음 테스트의 항목을 체크해보자. 항목들을 점검하다 보면 자신의 상태를 알아보는 것은 물론, 화의 성질에 대해서도 이해할 수 있을 것이다.

> □ 가슴이 답답하면서 갑자기 얼굴에 열이 확 오르는 상열감이 든다.
> □ 몸이 뜨겁고 더운 것을 참지 못한다.
> □ 종종 뛰쳐나가고 싶은 마음이 들기도 한다.
> □ 상복부가 뭉쳐 있는 느낌이다.

분노증후군인 화병 환자들의 증상은 매우 다양하지만 대체로 몸의 열기, 가슴 답답함, 무엇인가 치밀어 오름, 상복부가 뭉치는 증상을 4대 증상으로 본다. 또 울화가 치민다, 울화통 터진다, 속에서 천불이 난다, 불이 치밀어 오른다, 복장이 터진다 같은 표현을 한다. 모두 화가 가슴에서부터 머리까지 뻗치는 양상이다.

심장에 화가 많으면 그 화가 머리로 상승하여 뇌를 자극하기 때문에 정신적으로 신경이 예민해지고 불안 초조하며, 긴장감이 많아진다. 또한 잦은 두통과 불면증을 호소하는 경우가 많다.

> □ 아침저녁으로 감정의 기복이 심해 변덕스럽다는 평을 듣는다.
> □ 사소한 일에도 짜증과 신경질을 많이 낸다.
> □ 인내심이 부족하고 참을성이 없다는 말을 많이 듣는다.
> □ 항상 몸을 움직이며 산만하다.

화가 많은 사람은 감정의 기복이 심하며 짜증과 신경질을 많이낸다. 나 자신이나 주위 사람 중에 예전에는 그렇지 않았는데 요즘 들어 사소한 일에도 짜증을 많이 내는 사람이 있다면 화가 쌓이고 있는 것은 아닌지 생각해 보아야 한다.

또한 화가 많으면 정신을 고요하게 집중하지 못하고 항상 몸을 움직이면서 매우 산만하다. 이런 양상을 잘 나타내는 질환이 아이들의 주의력결핍 과잉행동장애인 ADHD(Attention Deficit / Hyperactivity Disorder)이다. 요즘 아이들은 과다한 열량섭취에 비해 몸으로 뛰어 놀면서 땀을 흘려 충분한 열량을 소비하지 못한다. 거기에 가만히 앉아서 TV나 컴퓨터를 많이 보며 게임기 오락을 많이 한다. 이처럼 몸을 많이 쓰지 않고 머리만 사용하는 생활을 하기 때문에 심장에 화가 쌓여 ADHD가 된다.

이런 현상은 성인에게도 그대로 적용된다. 성인들은 머릿속이 텅 빈 것 같이 멍하다, 정신집중이 곤란하다, 이상하게 기억력이 감퇴된다고 호소하는 경우가 많다.

□ 항상 조급해하며 쉽게 흥분한다.
□ 평상시 욱하는 성격이라는 말을 많이 듣는다.
□ 평소 울컥하거나, 소리를 버럭 지르는 경우가 자주 있다.
□ 화가 나면 물건을 집어 던지거나 폭력을 행사한다.

화가 많은 사람은 성격이 매우 급하고 충동적이며 쉽게 흥분하는 경향을 보인다. 심한 경우 화의 폭발하는 성질처럼 극단적인 행동을 일으킬 수 있다.

화가 쌓여서 폭발을 하면 극단적인 폭력을 일으켜 심각한 상황이 벌어진다. 때로는 생명을 위협하는 경우도 발생한다. 자살은 자신의 생명에 대한 극단적 폭력이며, 살인은 남의 생명에 대한 극단적 폭력이다.

성욕은 기본적으로 열기이다. 화가 많으면 성욕의 화도 증가하며, 성욕의 화가 증가하면 배출구를 찾게 된다. 현대는 충동적인 성폭력과 성범죄가 급격히 증가하고, 성생활도 지나치게 문란해지고 있다. 이런 현상은 모두 현대에 증가하는 화와 무관하지 않다.

한편, 치매도 화병의 범주에 속한다. 체내에 화가 지나치게 많아지면 심장에서 위로 상승해 뇌를 자극하는 한편 뇌수를 마르게 하기 때문에 뇌가 위축되어 치매 발생률이 높아진다. 젊어서 속을 많이 끓인 사람, 스트레스의 화가 많았던 사람, 정신적 화병을 앓았던 사람들이 치매 발병률이 높으며 발생 연령도 낮아진다.

만약 과거에 정신의 화가 심하지 않았던 치매환자라면 음식의 화로 인해 발생한 경우가 대부분이다. 알코올 중독자가 뇌위축이 심한 것은 술의 강력한 화기가 상승하여 뇌수를 말리기 때문이다. 술을 먹으면 필름이 자주 끊긴다고 하는 사람은 매우 주의해야 한다.

또 열기 많은 음식을 즐기거나 과다한 열량 섭취에 비해 몸의 소비량이 적으면 체내에 화가 쌓인다. 고기를 많이 먹는 사람이 치매 발생률이 높은 것도 체내에 쌓인 화 때문이다. 한의학의 치매 예방은 인체의 화를 식히고 머리로 가는 화를 차단하는 것이 첫 번째이다. 이것은 치매뿐만 아니라 화로 인한 모든 정신질환에 공통적으로 해당된다.

이외에도 사회적인 측면에서 화가 범람할 경우에는, 분노 조절이 약해진 나머지 어느 정도의 폭력은 대수롭지 않게 여겨질 수 있다. 이로 인해 분노를 표출하는 행동이 매우 강한 전염성을 가지고 번져 나가기도 한다. 대표적인 예가 L.A. 폭동과 같은 대규모의 폭동이다. 자살이나 살인, 강력범죄와 같은 극단적인 폭력도 불처럼 번지기 쉽다.

이상의 내용을 바탕으로 화의 성질을 정리해보자.

❶ 화는 뜨겁고 상승한다.

❷ 화는 움직임이 빠르고 강하다.

❸ 화가 지나치면 폭발한다.

❹ 화는 성욕을 자극한다.

❺ 화는 번져나가는 성질이 강하다.

❻ 화는 뇌수를 말리고 뇌를 위축시킨다.

### 화 때문에 중풍, 종양, 피로가 생긴다고?

체내에 지나치게 많은 화는 정신에 미치는 영향 외에도 우리 몸에 다음과 같은 영향을 미친다.

첫째, 화가 많으면 혈액에 노폐물이 많아진다.

더운 여름철에 냇물에는 부유물이 많아지며 이끼가 많이 낀다. 바닷물은 수온이 높아지면 녹조와 홍조가 많아지고 지저분해진다. 이처럼 인체도 열이 많아지면 체내에 노폐물이 많이 생기게 된다.

인체의 화는 체액을 소모하여 건조하게 만드는데, 체액이 건조해지면 끈끈해져서 노폐물인 담음이 된다. 또한 화가 많아지면 혈액도 건조해져서 피가 굳기 쉽다. 피가 굳으면 뭉쳐서 어혈이 되며 이것은 종양과 같은 덩어리로 커질 수 있다.

둘째, 화가 많으면 중풍을 일으킨다.

화가 많으면 쉽게 풍(風)을 만드는데 풍은 움직임이 활발하고 상승하는 것이 특징이다. 체내에 화가 많아지면 풍을 일으켜 고혈압, 중풍과 같은 병이 유발된다.

셋째, 화가 많으면 출혈을 일으킨다.

화는 움직임을 주관한다. 체내에 화가 많으면 혈액을 빠르게 움직여 혈액순환이 급박해지며 출혈을 일으키기 쉽다. 코피, 잇몸출혈, 안구출혈 등이 화가 많아 발생한 출혈이다. 뇌혈관의 탄력성이 적어지면 뇌출혈을 일으킬 수도 있다.

넷째, 화가 많으면 피로해진다.

화는 원기(元氣)의 적이다. 체내에 화가 많으면 원기가 부족해져 기운이 없고 피곤해진다.

다섯째, 불의 성질은 상부로 뜨겁게 타오르는 것이다. 인체도 화가 많으면 뜨거워진 심장의 상부 쪽으로 화의 질병이 나타난다. 따라서 화의 병증은 주로 심장이 있는 가슴을 중심으로 인후부, 머리, 얼굴에 많이 나타난다. 아울러 머리의 감각기관인 눈, 코, 입, 귀의 기능에도 큰 영향을 미친다.

한편 불길이 뜨거우면 수분의 증발이 활발하고 건조해진다. 체내의 수분도 증발이 잘 되어 혈액, 피부, 장이 건조해진다.

이처럼 화로 인한 병증은 몸과 마음 모두에 나타난다. 심장을 중심으로 상부 쪽에 작용하는 한편 심장이 주관하는 뇌 기능에 자극을 주어 정신에도 영향을 미치는 것이다.

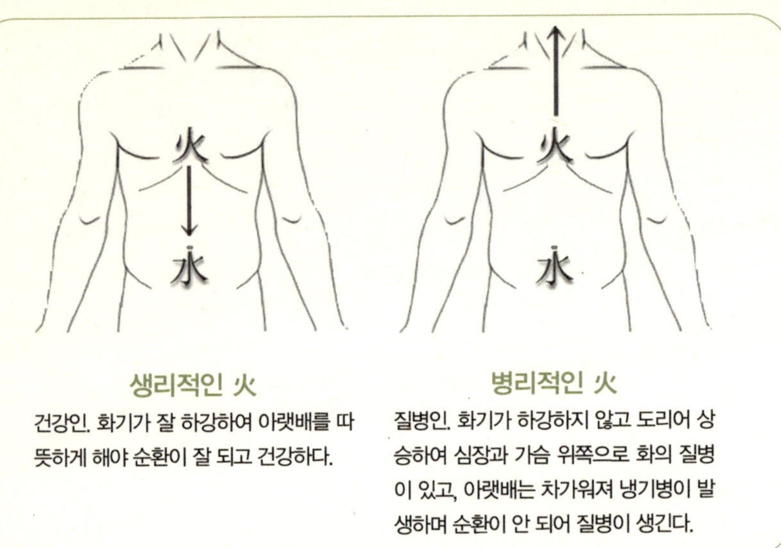



**생리적인 火**

건강인. 화기가 잘 하강하여 아랫배를 따뜻하게 해야 순환이 잘 되고 건강하다.

**병리적인 火**

질병인. 화기가 하강하지 않고 도리어 상승하여 심장과 가슴 위쪽으로 화의 질병이 있고, 아랫배는 차가워져 냉기병이 발생하며 순환이 안 되어 질병이 생긴다.

| 건강한 사람 vs. 화로 인한 질병이 있는 사람 |

# 몸의
# 이상 징후를
# 감지하라!

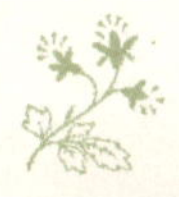



머리는 인체의 모든 양기가 모이는 곳으로 항상 더운 기운이 있다. 추운 겨울에 다른 부위는 옷을 많이 입지만 머리는 모자로 따뜻하게 덮지 않아도 잘 얼지 않는 부위임을 떠올려 보자.

한의학 격언에 '두무냉통(頭無冷痛)'이란 것이 있다. 머리는 차가우면 두통이 없다는 뜻인데 이는 곧 머리는 뜨거우면 두통이 많이 발생한다는 것과 같다. 두통의 대부분은 인체에 열이 많을 때 발생한다. 신경만 쓰면 머리가 지끈거리고 아픈 신경성 두통은 스트레스로 인해 발생한 화가 머리로 상승하여 일으키는 것이다. 어지럼증이나 불면증도 발생한다.




현대는 안과질환이 매우 많다. 대한민국에서 가장 많이 행해지는 수술은 백내장 수술이다. 초등학생들의 시력저하는 매우 많아서 40~50%가 안경을 쓰고 있다. 성인은 안구건조증으로 고생하며, 안구충혈이 심해 토끼눈처럼 붉어 보이는 사람도 많다. 심하면 타박상이 아닌데도 안구의 혈관이 저절로 터지는 사람, 안압이 높아져서 시력을 상실하는 사람도 있다. 이런 현상은 모두 화가 많아졌기 때문이다.

〈동의보감〉에는 '눈병은 모두 화열(火熱)로 인해 발생한다' 라고 하였다. 체내에 화가 많아지면 그 화가 상승하여 쉽게 눈병이 발생하거나 시력이 손상되는 것이다.




목의 인후 부위는 화가 모이고 드러나는 화의 발현처이다. 〈동의보감〉에 '인후병은 모두 화에 속한다' 라고 하였다. 인체에 화가 많아지면 편도가 자주 붓거나 편도가 비대해진다. 남자들이 목젖이 튀어나온 것은 여자들보다 화가 많기 때문이며, 여자들도 화가 많아지면 목이 붓거나 튀어나온다. 그럴 때 나타나는 대표적인 질병이 갑상선종양, 갑상선기능항진증 같은 갑상선 질환이다.

갑상선 질환은 대부분 화가 많지만 잘 풀어버리지 못하는 소심한 여성들에게 많이 발생하는 화병의 일종이다. 만약 남자가 갑상선 질환이 있다면 여자처럼 예민하고 소심한 사람이거나, 사업실패 같은 큰일을 당한 사람일 경우가 많다.

목구멍에 무엇인가 걸린 듯한 불쾌한 느낌이 있지만 다른 특별한 증상이 없는 매핵기도 화가 뭉친 신경성 질환의 일종이다.

## "소화가 잘 안 되고 가슴이 답답해요"

스트레스의 화가 많아지면 기의 순환을 막고 소화기에 악영향을 준다. 신경만 쓰면 소화가 안 되고 체기를 일으키거나 또는 입맛이 없어지는 것, 상복부에 덩어리가 있는 느낌이 발생한다. 위장에 열이 심해지면 속쓰림과 함께 위염 같은 위장병이 발생한다.

## "소변을 본 후에도 시원하지 않아요"

열이 전신과 인체 하부에까지 퍼지면 하복부의 방광, 대장에도 영향을 미친다. 방광이 열을 받으면 소변이 붉어지거나 소변양이 적고 시원하지 않다. 소변 볼 때 통증이 발생하기도 한다. 전립선염, 전립선 비대, 전립선 종양 같은 전립선 질환 등도 발생한다. 또한 대장이 열을 받으면 변비가 생기고 심하면 치질로 발전할 수 있다.


### "피부가 간지럽고 긁으면 피가 나기도 해요"

무더운 여름철에 나무들은 잎이 무성하고 꽃이 활짝 핀다. 인체도 화가 많아 무더워지면 피부에 붉은 꽃이 피는 피부병이 발생한다. 아토피성 피부염, 건선 등의 각종 난치성 피부병을 비롯해 사춘기가 훨씬 지난 성인들의 여드름, 신경 쓰면 심해지는 피부트러블, 안면홍조증 같은 질환들은 대부분 화로 인한 것이다.


### "생리가 불순하고 월경색이 좋지 않아요"

화가 타오르면 진액과 혈이 마르기 때문에 여성의 경우에 자궁이 메마르면서 건조해진다. 따라서 월경은 덩어리가 있으면서 색이 검붉고, 월경불순과 불임증이 발생하기 쉽다. 특히 조기 폐경이 되기 쉬우며, 갱년기 때에는 남들보다 심한 갱년기 장애가 발생한다. 질내 분비물이 적어서 성교통이 발생하기도 하며 불감증을 호소하는 경우도 있다.


### "아이가 태열이 있는데 아토피가 걱정돼요"

임신부는 탯줄을 통한 혈액교환으로 태아에게 영양분과 산소를 공급한다. 엄마의 혈액으로 태아를 키우는 것이므로 엄마의 혈액상태가 태아에게 직접적인 영향을 준다. 엄마의 피가 뜨거우면 태아의 피도 뜨거워지고, 엄마의 피가 차가우면 태아의 피도 차가워진다. 만약 엄마의 몸과 마음이 지나치게 뜨거우면 혈액도 뜨거워지며 그러면 태아에게 태열이 발생한다.

특히 임신부가 육식을 즐기거나 맵고 뜨거운 음식을 많이 먹으면 태아에게 태열을 주기 쉽다. 태열이 많아지면 임신기에는 태아의 심장 형성과 발달에 무리를 줄 수 있으며, 태어난 아이는 태열성 질환이 많이 발생한다. 태열은 아토피성 피부염을 비롯해 시력손상, 선천적인 심장질환과 정신질환의 중요한 원인이다.


이외에도 화기가 원인인 증상, 질환들을 정리해보자. 특징은 가슴 위쪽의 기관에 질병이 많은 것이다.

❶ 머리 : 잦은 두통, 어지럼증, 불면증, 꿈을 많이 꾸는 것

❷ 얼굴 : 얼굴의 열감, 안면홍조증, 붉은 화농성 여드름, 신경 쓰면 심해지는 얼굴피부 트러블

❸ 눈 : 시력저하, 안구충혈, 안구건조증, 백내장

❹ 귀 : 귀 울림과 심하면 귀가 안 들림, 귀 가려움증

❺ 코 : 코피가 자주 남, 콧속에 이물질이 자라면서 코가 막힘

❻ 입 : 침이 적고 갈증이 심함, 구취, 구내염

❼ 치아 : 잇몸이 마르고 쪼그라든다, 잇몸출혈

❽ 머리카락 : 탈모, 어린 나이에 흰머리가 생김

❾ 인후 : 갑상선 질환(갑상선기능항진증이나 갑상선종양 등), 편도선염과 인후

염이 자주 발생, 편도선비대, 목구멍에 무엇이 걸린 느낌의 매핵기

⑩ 가슴 : 가슴이 답답하고 두근거림, 치밀어 오르는 느낌, 가슴에 덩어리가

있는 느낌, 간혹 이유 없는 호흡곤란

⑪ 심장 : 심장병, 고혈압, 맥이 1분에 90~100번 이상으로 빨리 뜀

⑫ 폐 : 찐득하고 누런 가래, 마른기침, 호흡이 급해짐

# 현대인의 식탁은
# 화를 키우는
# 지뢰밭

"화가 쌓이면 정신과 몸에 얼마나 해가 되는지 알겠습니다. 하지만 그렇다고 해서 회사를 관두거나, 가정을 포기할 수는 없는 일 아닙니까?"

혹시라도 이렇게 묻는 독자가 있을지 모르겠다. 그렇다면 아직 화에 대해 제대로 이해하지 못한 것이다. 앞서 현대인이 옛 사람들에 비해 스트레스를 특별히 더 많이 받는다기보다는 '화를 쌓는 생활을 하는 것이 큰 문제'라고 말하였다. 화를 쌓는 생활에는 식생활, 일상생활, 취미나 여가활동 등이 모두 포함된다. 그 중에서도 가장 심각한 것은 음식문제다.

'직장에서 스트레스를 받았다. 화가 나서 퇴근 후 동료와 삼겹살과 고춧가루 팍팍 넣은 김치찌개를 곁들여 소주 한 잔 하고, 집으로 돌아오는 길에는 밀가루 옷이 바삭바삭한 치킨을 아이들 간식으로 사왔다.'

이상과 같다면 완벽하게 화를 키우는 식생활을 하고 있는 것이다.

현대인들의 잘못된 식생활은 화를 키우는 가장 큰 원인이다. 음식의 화는 육체의 화를 일으키고, 육체의 화는 고혈압, 당뇨병, 심장병, 암과 같은 육체적 화병인 성인병을 일으킨다. 아울러 육체의 화는 정신의 화를 일으켜 각종 정신질환을 유발하는 원인이 된다. '음식의 화 → 육체의 화 → 정신의 화' 라는 공식을 잘 알아야 한다.

음식의 화를 알려면 먼저 음식의 종류에 따른 성미부터 알아야 한다. 음식은 찬 것과 더운 것으로 구분할 수 있다. 아래 표를 참고하자.

| | 더운 성질 | 찬 성질 | 중간 성질 |
|---|---|---|---|
| 종류 | 고기 〉 생선 | 과일 〉 채소, 나물 | 곡식, 현미 |
| | 닭고기 〉 소고기 〉 돼지고기 | 해조류 | 패류 |
| | 정백밀가루 | 우유 | 견과류 |
| | 찹쌀, 기장쌀 〉 백미 | | |
| | 인스턴트, 패스트푸드 | | |
| | 술 〉 인삼 〉 홍삼, 꿀 | | |
| 맛 | 매운맛 〉 단맛 | 쓴맛 〉 짠맛 〉 신맛 | 담담한 맛 |

| 음식의 성미 |

더운 성미의 음식들은 다시 화가 강한 것과 습열이 강한 것으로 나눌 수 있다.

화가 강한 음식에는 술과 매운 맛의 고추, 후추, 겨자, 마늘, 파 등이 속한다. 이것들은 습열이 강한 음식들보다 열기가 훨씬 빠르고 강하게 작용하는 것이 특징이다. 육체와 정신의 화 모두에 작용하지만 정신의 화에 미치는 작용이 조금 더 강력하다.

소싸움, 닭싸움을 시킬 때 동물들에게 술에다 고춧가루를 타서 먹이는 광경을 본 적이 있는가? 순간적으로 투쟁심을 일으켜 싸움을 잘 하게 만들기 위해 술과 매운 것을 먹이는 것이다. 인간이라고 다르지 않다. 정신의 화가 많아서 심장이 뜨거운 사람들은 특히 알코올과 매운맛을 주의해야 한다. 화가 폭발하는 수가 있다.

습열이 강한 음식으로는 고기, 밀가루, 단맛이 있다. 습열이 강한 음식은 화기가 강한 음식보다 순간적인 작용력은 약하다. 하지만 훨씬 많은 양을 섭취하게 되며, 체내에 오래 머물면서 지속적으로 열을 발생시키는 단점이 있다. 또한 체기를 일으켜 식체의 화를 유발하기 쉽다. 따라서 만성병, 성인병 같은 육체적 화병에는 이런 음식들이 더 해롭다.

습열이 많아지면 심장을 자극해 화를 일으키므로 정신의 화병에도 좋지 않다. 생선은 고기보다는 적지만 역시 열기가 많은 음식이다.

## 고기, 밀가루 그리고 패스트푸드의 전성시대

현대인에게 음식으로 인한 화병이 많다는 것은 그만큼 열성음식에 치우친 식습관을 가지고 있다는 반증이다.

고기는 현대인에게 화를 일으키는 가장 큰 원인이다. 고기는 그 자체만으로 열이 많으며, 또한 익혀먹기 때문에 불의 열기가 더해져 화가 많아진다. 숯불구이처럼 직접 불에 익힐수록 화가 더 심해진다. 한편 고기는 소화가 쉽지 않아 소화과정에서 장기가 과열되며, 소화장애를 일으켜 식적의 화를 일으키기 쉽다. 한마디로 고기를 먹는 것은 화를 먹는 것과 같다.

옛 서적에는 '고기를 먹으면 용맹하지만 사납다' 고 하였다. 고기가 화를 돋우기 때문이다. 이런 고기의 화가 쌓이면 곧 정신의 화를 자극해 정신질환으로 이어질 수 있다. 현대의 정신질환과 성인병의 증가 추세는 고기 섭취량의 증가 추세와 그 궤도를 같이 하고 있다. 몸과 마음의 건강을 위해서는 고기 섭취량을 현재보다 절대적으로 줄여야 한다.

현대인에게 화를 키우는 또 다른 음식으로는 밀가루가 있다. 밀가루의 원료인 밀 자체는 껍질은 차갑고 속 알맹이는 뜨거운 성미를 갖는다. 따라서 밀을 껍질 채 먹는 통밀은 중간의 성미라서 부작용이 적다. 그런데 통밀은 맛이 껄끄럽고 입에 착 달라붙는 맛이 없기 때문에 우리는 거의 껍질을 완전히 제거한 새하얀 정백 밀가루만을 먹는다. 이런 정백 밀가루는 찬 성질이 전혀 없이 습열을 돋우는, 열독이 강한 식품이 된다.

또한 한국인은 쌀을 주식으로 해왔으며 밀가루는 거의 먹지 않았다. 현재 한국에서 밀은 극소량만 재배되고 거의 100% 수입되는 것을 보아도 알 수 있다. 이처럼 먹지 않던 밀가루를 많이 먹게 된 것은 박정희 대통령 시대에 분식을 강조하면서 시작되었다. 전통적으로 밀가루를 먹지 않았던 영향으로 한국인은 밀가루를 분해시키는 소화효소가 부족하다. 더구나 밀가루는 다른 곡물에 비해 부드럽기 때문에 많이 씹지 않고 삼키는 경향을 보인다. 어린 아이들의 경우 밀가루로 만든 면류는 거의 씹지 않고 삼키는 것을 볼 수 있는데, 이 때문에 체기를 자주 일으킨다. 한의원에는 밀가루를 먹고 체해서 오는 환자가 매우 많다. 식체는 곧 화를 일으킨다는 사실을 기억하자.

요즘은 외식을 즐겨하고 간편하게 먹을 수 있는 인스턴트, 패스트푸드가 발달해 밀가루를 주식처럼 먹는 상황이다. 밀가루의 전성시대라 해도 과언이 아니니 가장 무방비로 노출된 것이 밀가루의 열독이다. 정백 밀가루가 한국인의 화병에 미치는 영향력은 매우 크다. 정백 밀가루는 뜨겁고 건조한 열독으로 장을 건조하게 만들고 변비와 대장질환, 그리고 열성피부병, 당뇨병과 같은 육체적 화병을 발생시키는 주범이다. 아울러 정신의 화를 자극해 정신질환을 유발하기도 한다.


## 매운 음식은 화를 키우는 불쏘시개

여러 맛 중에 가장 심하게 화를 돋우는 것은 매운맛이다. 매운 것을 먹으면 후끈하고 열이 오르며 얼굴부터 땀이 흐른다. 화가 치솟는 것이다.

매운맛이 정신에 미치는 작용력은 매우 크다. 〈동의보감〉에는 '매운맛은 정신을 손상시킨다'고 하였다. 이것은 매운맛이 심장의 화를 일으켜 정신에 나쁜 영향을 끼친다는 의미이다.

현재 매운 것을 대표하는 것은 고추이다. 고추는 매일 접하는 음식이면서도 화를 돋우는 성미가 술 다음으로 강한 식품이다. 그런 고추를 한국인은 매우 즐긴다. 한국인의 1인당 연간 고추 섭취량은 세계 1위이다. 밥상에는 붉은색 물결이 넘친다. 통계상으로 식당들은 음식이 매울수록 잘 팔리며, 마트에서는 된장보다 고추장이 더 많이 팔린다고 한다. 다혈질의 한국인이 매운 고추를 많이 먹으면 어떻게 될지는 생각하지 않고 그저 입의 즐거움만을 따진 결과이다.

한국에 고추가 수입된 것은 16세기이며, 김치와 어울려 전국적으로 먹게 된 것은 17세기 중반 이후이다. 고추문화는 300년이 채 되지 않았으며, 기간을 감안할 때 체질적으로 우리민족에게 완전히 동화된 식품으로 보기 어렵다. 한국인은 김치도 매운 고추김치만을 고집한다. 그러나 화가 넘치는 시대에 화의 질병이 많을 때는 붉은색 고추김치보다 고추를 넣지 않은 백김치가 더 유용한 식품이 된다.

화가 많은 고추에 중독된 한국인에게 각종 화병과 성범죄가 난무하며, 자살률 1위라는 불명예가 씌워진 것은 당연한 결과일지도 모른다. 현재보다 고추 섭취량을 대폭 줄여야 한다.

마늘 문제도 심각하다. 양념으로 먹는 마늘이 상품화되어 특출한 건강식품으로 광고되며 판매되고 있다. 마늘도 고추 못지않게 화가 많은 식품이다. 〈동의보감〉에 열거된 식품 중에서 마늘의 부작용이 가장 심하고 많다. 마늘은 자주 먹어도 좋은 건강식품이 결코 아니다.

매운맛보다 더 현대인의 입맛을 사로잡은 것은 단맛이다. 원래 단맛은 비위를 좋게 하며 급한 증상을 완화시키는 작용이 있다. 하지만 따뜻하고 끈끈한 성미가 있어 많이 먹으면 습기를 정체시키고 습열을 발생시킨다. 때문에 단맛은 곡식과 곡식에서 얻는 조청, 그리고 과일 같은 것으로 조금만 섭취해야 한다.

현대는 단맛이 지나치게 유행하는 상태이다. 사먹는 것은 거의 달달하며, 달지 않으면 잘 팔리지 않는다. 단맛은 사람을 중독시키므로 단맛의 과다 섭취로 인한 질병들이 매우 많다. 정신적으로도 단맛의 습열이 쌓이면 화를 유발시키며, 조급하고 투쟁적으로 만든다.

현재 단맛을 대표하는 설탕의 해로움이 알려지면서 식품회사들은 무설탕 제품의 판매에 열을 올리고 있다. 그런데 이런 제품들은 설탕 대신 다른 인공감미료나 천연감미료를 넣어 단맛을 낸다. 잘 알아야 할 것이 그 어떤 성분의 감미료라도 단맛은 다 같은 작용을 나타낸다는 점이다. 꼭 설탕만 나쁜 것이 아니다.

또한 새로운 감미료가 해로움이 알려지면 곧바로 다른 감미료가 등장하여 사람들을 현혹한다. 그리고 그 감미료가 검증받는 시간에 이미 사람들을 중독시키고 그 해로움이 알려지면 또 새로운 감미료가 등장하는 악순환이 계속된다. 결국 식품회사들을 이길 수 없는 것이다.

각 개인이 자신과 가족들의 건강을 위해 설탕뿐만 아니라 식생활 전반의 단맛을 줄이면서 스스로 건강을 지켜나가야 한다.

## 스트레스를 풀기 위해 마신 술이 화를 부른다

술은 화가 가장 많은 식품이며 반응도 빠르게 나타난다. 술을 먹으면 금세 얼굴이 붉어지고 열이 치받쳐 오른다. 마음이 약한 사람에게 용기가 생기게도 하지만 심하면 폭력적으로 만들기도 한다. 성욕의 화를 자극하는 효과도 매우 강하다. 술은 알코올 도수가 높을수록 화가 많다. 양주 · 배갈 〉 소주 〉 막걸리 〉 맥주의 순서이다. 그런데 도수 낮은 술을 먹으면 도수 높은 술을 먹을 때보다 먹는 양이 늘어나니 그에 따라 화의 섭취도 늘어난다. 결국 취하도록 먹는다면 술의 도수와는 상관이 없이 술을 먹는 것은 화를 먹는 것이다. 술을 즐기는 사람은 술의 화기가 치솟아 뇌수를 말리기 때문에 알코올성 뇌위축이 심해지고 건망증과 치매의 발생률이 높아진다. 특히 술 마시면 필름이 끊기는 사람, 혼자서도 술을 마시는 사람, 매일 술을 먹는 사람은 알코올 중독 초기일 확률이 높으니 매우 주의해야 한다.


## 기분이 안 좋을 때 입에 당기는 것들의 위험성

술과 담배 그리고 고추에는 공통점이 있다.

첫째는 모두 성미가 뜨겁고 화가 많다는 것, 둘째는 정신적으로 기분이 나쁠 때 입에서 당기는 것들이란 점이다. 술과 담배는 대표적인 기호식품이지만 고추는 어찌된 일인가? 기분이 나쁠 때 매운 것을 먹으면 기분이 풀린다는 것이 요즘의 상식처럼 되어있다. 매운맛을 대표하는 것은 고추이니 고추가 잔뜩 들어간 매운 음식을 먹으면 꽉 막힌 기분이 조금은 풀린다는 것이다. 이 말은 일견 일리가 있다. 고추의 매운맛은 화기가 강한데, 화기가 강한 것은 움직임이 활발하므로 일시적으로 막힌 것을 뚫어주는 작용을 한다. 예를 들면, 외부의 찬 기운이 인체에 침범하여 뭉치면 춥고 떨리는 감기증상이 나타난다. 이때 매운 것을 먹으면 땀구멍이 열리고 찬 기운이 빠져나가면서 감기가 낫는 것과 같은 이치이다. 기분 나쁜 일이 있으면 심기가 울체되면서 몸속의 기가 함께 울체된다. 그럴 때 매운 것을 먹으면 일시적으로 막힌 기운을 풀어주어 잘 흐르게 만든다. 그러면 우울한 기분도 조금 나아진다.

그런데 문제는 몸속의 기가 울체되지 않은 상태에서도 매운맛을 즐겨 먹는 것이다. 고추를 자주 먹거나 많이 먹으면 마치 술이나 담배에 중독되는 것처럼 고추중독이 될 수 있다. 따라서 술과 담배, 고추의 세 번째 공통점은 중독될 수 있다는 점이다. 그리고 네 번째 공통점은 이것들에 중독될수록 화의 질병이 발생할 확률이 점점 높아진다는 것이다. 고추를 즐겨 먹으면 화기가 쌓여 화병이 발생할 수 있다. 술과 담배가 나쁘다는 것을 잘 아는 사람도 그에 필적하는 화기를 가진 고추가 나쁘다는 것을 모르고 있다는 점이 매우 안타깝다.

이 밖에 먹으면 기분을 좋게 하지만 몸속에 쌓이면 화병을 일으키는 것으로 설탕도 있다. 설탕의 습열이 많이 쌓이면 화로 발전하고, 설탕도 한꺼번에 많이 먹으면 고추처럼 폭력성을 나타낼 수 있다. 이들 네 가지 술, 담배, 고추, 설탕 모두의 공통점은 화가 많고 중독될 수 있다는 점이다. 평소에 이것들을 즐기면 체내에 엄청난 화가 쌓인다.

# 스마트한 생활이
# 병을 부르는
# 시대

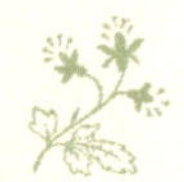

오랜만에 지하철을 탔다. 너나할 것 없이 고개를 숙이고 있었는데, 책을 읽는 것이 아니었다. 다들 조그만 화면에 코를 박은 듯 휴대폰의 액정을 응시하고 있었던 것이다. 그 작은 화면으로 TV도 보고 공부도 하고 심지어는 책도 읽는다!

스마트폰이 보급되며 이러한 양상은 더 심해졌다. 무엇인가 보고 있지 않으면 불안해지는 화면중독에 걸린 사람들 같다. 그러나 스마트한 세상이 몸과 정신에도 좋은 것은 아니다. 작은 화면에 집중할수록 화가 커지기 때문이다. 어린아이들에게 작은 게임기기를 쥐어주는 부모님들도 반드시 알아야 할 중요한 이야기이다.

## 눈은 우리 몸의 촛불과 같다

　얼굴에 위치한 감각기관인 눈, 코, 입, 귀는 각각 몸속의 오장육부와 생리적으로 연결되어 있어서 이들을 잘 살펴보면 오장육부의 상태를 알 수 있다. 또한 감각기관은 외부의 정보를 뇌로 전달하기 때문에 마음의 동요를 일으킬 수 있다. 이때 가장 중요한 것이 눈이다.

　'눈은 마음의 거울'이라는 말이 있다. 이 말의 의미는 다음과 같다.

　첫째, 마음의 상태가 눈에 나타나므로 눈을 살펴보면 마음과 감정상태를 알 수 있다. 둘째, 눈으로 보아 얻은 정보는 곧바로 뇌에 기억되며 마음의 작용을 일으킨다. 따라서 눈으로 보는 것은 곧 마음으로 보는 것이다. 〈동의보감〉에는 '사람의 신(神)은 눈으로 나온다. 눈이 가는 곳에 마음도 간다'라고 하였다.

　발생학적으로도 뇌의 발생과정 중에 일부 세포가 분화되어 눈이 생성되므로 눈은 뇌의 일부라 할 수 있다. 또한 심장이 뇌와 정신을 다스리므로 눈은 심장과도 직접적으로 관련된다.

　생리적으로 눈은 심장과 간에 관련된다. 눈으로 보는 것은 간의 혈액을 원료로 하여 심장의 불꽃을 일으켜 빛을 내는 것과 같다. 촛불을 오래 켜 놓으면 초의 몸체가 달아 없어지는 것처럼 눈을 혹사하며 오래 볼수록 그리고 많이 볼수록 간의 혈액은 부족해지고 심장의 화는 더욱 커진다. 또 눈으로 얻은 정보가 너무 많으면 마음의 동요를 일으키며 스트레스가 되어 심장의 화를 일으키기도 한다.

## 작은 화면에 집중할수록 화가 커진다

오래 보는 것은 화를 키우는 일이다. 또한 큰 화면보다 작은 화면을 보는 것이 더욱 큰 화를 키운다. 작은 화면을 볼 때는 정신을 집중하면서 긴장도를 높이기 때문에 화를 키우기 쉽다. 혈액을 부족하게 만들어 화를 돋우기도 한다.

특히 전자오락에 집중하는 것은 눈과 함께 정신을 혹사하며 엄청난 정신의 화를 키우는 행위이다. 전자오락에 빠져서 영아를 돌보지 않고 굶겨 사상케 한 철없는 부모의 이야기나 전자오락을 오래한다고 나무라는 부모를 살해한 자식의 이야기가 어찌 남의 일일까?

더군다나 요즘에는 휴대폰이나 소형의 전자오락기에 집중하여 오락하는 사람들을 많이 본다. 저항력이 부족한 아이들까지 작은 화면에 몰두하는 것은 정말 큰 문제이다. 단순한 시력저하뿐만 아니라 정신의 화를 키우는 영향력이 실로 크다.

아이들이 휴대폰으로 전자오락을 하는 것은 막아야 한다. 또한 절대 아이들에게 닌텐도 같은 소형전자오락기를 사주면 안 된다. 이것은 부모님들 사이에, 또는 사회적인 합의가 필요한 사항이기도 하다. 현재 초등학교 저학년 남자아이들의 90%이상이 닌텐도를 가지고 있으며, 닌텐도가 없는 아이는 왕따를 당한다고 한다. 자녀가 왕따를 당할까봐 두려워 오락기를 사주면 결국 모든 아이들이 오락기를 갖게 된다. 먼저 내 자녀부터 오락기가 나쁘다는 것을 잘 이해시키고 사주지 않아야만 모든 아이들이 오락기를 갖지 않을 수 있다.

아이폰 같은 작은 화면에 집중하는 것, 종이책으로 보지 않고 전자화면으로 보는 넷북 또한 화를 키운다. 컴퓨터를 손안으로 옮겼다는 아이패드 같은 것을 보면 우려를 금할 수 없다. 과연 이것들은 얼마나 많은 정신의 화를 일으키며 심장을 뜨겁게 만들 것인가?

지하철 안에서나 혼자 있는 시간에는 잠시라도 보는 것을 줄이고 눈을 감아 마음을 고요하게 만들어보자. 그럴 때 눈을 감고 고요히 있는 것이 화를 줄이는 방법이다. 이렇게 하면 눈이 밝아지고 심장이 튼튼해지며 정신이 차분해진다.


## 시각이 마음과 몸에 미치는 영향은 상상이상

시각이 정신에 미치는 작용력이 매우 크기 때문에 한의학에서는 화를 조절하는 데 그림을 이용하기도 한다. 먼저 유명한 중국 수 양제의 고사를 읽어보자.

중국을 통일한 수나라의 양제는 방탕하였다. 주색을 탐하고 향락을 즐겨서 몸이 허약해졌지만 성기능을 강하게 하는 정력제를 항상 복용하고 있었다. 따라서 심장에 건조한 열이 발생하여 물을 엄청나게 마셔도 갈증이 그치지 않았다. 어의들이 제공한 많은 치료약을 복용해도 효과가 없었다. 이때 막군석이란 어의가 수양제를 진찰한 후에 "황상의 질병은 신장의 수기가 부족하여 심장의 화가 위로 떠오른 것입니다"라고 말하며 두 폭의 그림을 그려 바쳤다. 그리고 수 양제에게 "약을 복용할 시간에는 조용한 방안에서 벽에 걸린 그림을 혼자 조용히 감상하십시오"라고 권유하였다. 또 "제가 어떤 선인에게 가서 하늘에 있는 연못의 물을 가져와 황상의 체내에 있는 불을 소멸시키겠습니다"라고 하였다.

두 폭의 그림 중에 한 폭은 하얀 눈이 쌓여 있는 그림이었다. 수 양제가 이 그림을 바라보자 심장과 폐가 뚫리며 서늘한 기운이 스며들어 쌓여 있던 열이 완전히 없어지는 것을 느꼈다. 다른 한 폭의 그림은 봄의 정원에 매실이 가득한 그림이었다. 수 양제가 이 그림을 바라보니 즉시 입에 침이 생기면서 입이 마르고 건조한 증세가 자신도 모르게 없어졌다.

며칠 후 막군석을 본 수 양제는 "그대가 구해 온다던 하늘 연못의 물은 어디에 있는가"라고 물었다. 막군석이 대답하길, "눈이 쌓여 있는 그림과 매실나무의 숲을 그린 그림을 보시면 입안에서 침이 나옵니다. 바로 그것이 제가 말씀드린 하늘 연못의 물입니다. 이 정도의 침이면 몸속의 화기를 없애나가는 데 충분합니다. 현재 황상의 상태는 완전히 나은 것은 아니지만 천천히 조양하시면 자연 완쾌되실 것입니다"라고 하였다.

또한 막군석은 수 양제가 열이 많이 오를 때면 항상 눈앞에 얼음이 담긴 쟁반을 두고 볼 것을 권유하였다. 얼음을 보는 것은 그림을 보는 것과 똑같은 효과를 내었다. 얼음을 보면 마음에 시원한 느낌이 들면서 열이 오르고 입이 마르는 증상이 점점 완화되어 갔던 것이다. 수 양제는 어디를 가든지 눈앞에 얼음이 담긴 쟁반을 두게 하여 효과도 현저하였다.

수 양제의 이야기에서 알 수 있는 것은 시각으로 느끼는 감각이 마음과 몸에 미치는 영향력이 매우 크다는 점이다. 눈이나 얼음처럼 차가운 것을 보면 마음이 서늘해지고 화가 식혀지며, 시금털털한 맛을 가진 매실을 바라보면 입안에 침이 고인다. 침은 신장의 수액으로 심장의 화를 식혀주는 중요한 작용을 하므로(182쪽 참고) 시원한 그림을 보는 등 시각적 작용만으로도 정신의 화와 육체의 화를 동시에 다스릴 수 있는 것이다.

그런데 이와 반대의 경우 또한 있다는 것을 알아야 한다. 붉은 것, 뜨거운 것, 불타는 것을 보면 자신도 모르게 마음과 몸이 뜨거워진다. 예를 들면 음란물은 보는 사람은 성욕의 화가 불타오르며 성범죄를 꿈꿀 수 있다. 폭력적인 오락을 즐기는 사람은 마음에 폭력의 화를 심을 수 있다. 과거에 미국에서 총기 난살을 저지른 살인자들의 공통점은 폐쇄적인 생활을 하면서 패스트푸드와 폭력적인 전자오락을 즐겼다는 점이다.


## 붉은색의 뜨거운 화면이 심장을 뜨겁게 만든다

육식으로 화를 돋우는 식생활을 제외하고도 현대의 문화 환경에는 시각을 통해 심장을 뜨겁게 만드는 것들이 너무 많다. 안방을 차지한 TV에서부터 자연스럽게 보이는 과다한 노출, 남녀 배우들의 수위 높은 정사씬, 조금만 관심을 가지면 쉽게 찾을 수 있는 인터넷의 음란물들까지 있다. 그리고 심각한 음란물이 아니더라도 거리에는 청소년들의 눈을 번뜩이게 할 만한 수위 높은 노출 광고들이 매우 많다. 합법적인 광고도 그렇지만 불법적인 광고들은 더욱 심하다. 우리는 성욕의 화, 마음의 화를 일으키는 붉은색 물결이 넘치는 사회에서 살고 있다.

청소년들의 성문제를 해결하려면 성교육에 치중할 것어 아니라 먼저 아이들을 성욕의 화에 들뜨게 만드는 환경부터 바꿔나가야 한다. 서구식 식생활에서 벗어나 어려서부터 오곡을 위주로 채식하는 식습관을 길러주는 것은 기본이다. 노출이 심한 광고를 하는 제품은 불매를 하고, 노출 심한 드라마, 불륜에 치중한 막장 드라마는 보지 않아야 한다. 결혼 전에 임신한 것을 재미삼아 이야기하는 방송도 우리의 자녀들이 보고 듣지 않도록 해야 한다.

아울러 성인들부터 채식을 하며 잘못된 욕구를 줄여나가야 할 것이다. 어른들은 바르지 않으면서 아이들에게 바른 것을 요구하는 것은 실현되기 어려운 꿈이다. 배꼽과 허벅지를 드러내고 엉덩이를 살랑살랑 흔드는 걸그룹에 열광하는 어른들, 웃통을 벗어젖힌 남성 아이돌에 환호하는 어른들이 음란한 생각을 하지 않았다고 자신할 수 있는가? 이런 어른들이 아이들에게 올바른 성을 가르칠 수 있겠는가 자문해 보자. '윗물이 맑아야 아랫물이 맑다'는 것은 불후의 진리이다. 이는 정치, 경제, 사회, 문화 그리고 가정생활 모두에 적용된다.

# 비만, 변비,
# 올빼미의
# 공통점

세 명의 사람이 있다. 이들의 공통점이 무엇일지 맞혀보라.

첫 번째, 잦은 야근과 회식으로 비만이 되어버린 회사원.

두 번째, 잘 체하는 데다 변비까지 있어 고통 받는 주부.

세 번째, 사당오락(四當五落)의 정신으로 공부하며 새벽에야 잠드는 학생.

눈치 빠른 독자라면 알아챘겠지만, 이들의 공통점은 화를 키우는 생활을 하고 있다는 점이다. 현대 도시 생활의 면면을 살펴보면 화를 키우는 문제들이 너무나 많다. 지금까지 알아본 것 외에 화를 키우는 요소로는 어떤 것들이 있는지 살펴보도록 하자.

용광로는·아주 뜨겁게 가열되어야 쇠를 녹일 수 있다. 위장은 체내의 용광로와 같다. 음식을 먹으면 위장은 가열된 용광로처럼 열을 내면서 음식물을 부수고 녹이며 분해한다. 〈동의보감〉에는 '배가 부르면 위장에서 화가 발생한다' 라고 했다. 이 말은 식후에는 위장이 몹시 뜨거워지며 활동한다는 의미이다. 과식을 하는 사람들은 위장의 화로 인해 위장병이 발생하기 쉽다. 또 위장에 화가 많아졌을 때 발생하는 대표증상은 입이 마르는 구갈증상이며, 구갈이 오래되면 당뇨병이 된다. 구취, 잇몸손상, 잇몸출혈 등도 나타난다.

한편 과식을 하면 음식을 소화시키느라 내부 장기가 과열된다. 아울러 과다 흡수된 영양이 잘 소비되지 않으면 몸에 쌓여 화를 키운다. 과식이 비만을 유발하고 화를 일으키는 것이다.

미국 코네티컷대학의 연구팀은 4만 명 이상의 미국인을 대상으로 한 연구결과를 정신신체의학지에 발표하였다. 비만한 사람들이 정상체중인 사람들에 비해 우울증, 공황장애, 공포증 등의 불안장애, 기타 정신질환을 앓을 위험이 약 2배가량 높은 것으로 나타났다는 것이다. 연구팀은 이런 결과가 나타난 이유에 대해 정확히 알 수는 없지만 행동인자, 생물학적 인자, 유전적 인자가 모두 합쳐져 영향을 주었을 것으로 추측했다.

하지만 한의학적 관점에서 이런 결과는 화 때문이다. 비만이란 결국 과다 섭취로 인한 과다 열량 때문에 발생하는 질환이다. 섭취한 열량에 비해 운동이나 노동 등으로 소비한 열량이 적으면 소비되지 않은 열량이 쌓이고, 이렇게 쌓인 열량은 화를 일으켜 심장을 뜨겁게 한다. 이 때문에 심장병과 같은 심장혈관계의 질병이 발생하기도 하고 또 한편으로 정신질환도 유발하는 것이다.

'과다 열량의 섭취와 육체적 소비의 부족 → 비만 → 육체의 화가 발생 → 심장을 자극 → 정신질환의 발생' 이란 공식이 성립한다.


## 식체는 화를 일으킨다

사람은 부모에게 받는 선천의 기운과 태어난 후 먹고 호흡하며 얻은 후천의 기운으로 살아간다. 후천 기운 중에서는 먹는 것이 가장 중요하다. 한의학은 음식을 소화 흡수하여 기운을 만드는 비위의 소화기를 후천의 근본이라 하여 매우 중요시한다.

비위는 체간의 중앙에 위치하며, 상부의 심장, 폐와 하부의 간, 신장을 이어주는 통로 역할을 한다. 심장의 화기가 아랫배로 내려오고, 신장의 수기가 가슴으로 상승할 때 지나가는 기의 통로인 것이다. 만약 중앙의 비위가 막히거나 허약하면 기 순환에 장애가 발생한다.

중앙이 막히는 것은 식체나 식적과 관련된다. 갑자기 체하는 것이 식체이고, 체기가 풀리지 않고 오래된 것이 식적이다.

식체가 있으면 갑작스럽게 고열이 오르면서 두통이 심하다. 그것은 중앙이 막혀 심장의 화기가 아랫배로 하강하지 못하고 도리어 위로 치솟기 때문이다. 식체의 열이 급속한 고열이라면 식적은 지속적인 미열을 일으킨

다. 이런 식체, 식적으로 인한 화는 위장병뿐만 아니라 지속적인 화의 질병
을 일으킨다.

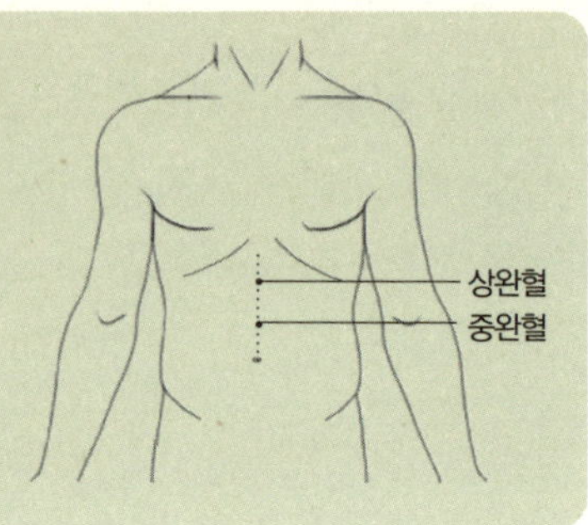


명치 끝에서 배꼽의 중간점이 중완혈이다. 위장이 나쁜 사람은 중완에서 명치까지를 눌렀을 때 압통이 있다. 급체는 명치끝의 압통이 심하고 오랜 식적은 중완과 상완의 압통이 심하다. 가족들과 주위 사람들의 배를 눌러보며 건강을 체크해 보자. 압통이 느껴진다면 과식·폭식·야식을 주의해야 한다.

식체를 예방하려면 다음의 몇 가지를 주의해야 한다.

❶ 고기와 밀가루는 한국인에게 가장 체기를 일으키기 쉬운 음식이다. 평소
잘 체하는 사람은 고기, 밀가루를 조심해야 하며, 이것들을 먹을 때는 다
른 음식을 먹을 때보다 더 오래 씹어 먹어야 한다.

❷ 저녁에 과식하는 것, 늦게 먹는 야식을 피한다.

❸ 최소한 24번 이상 오래 씹어 삼킨다.

❹ 기분 나쁜 일이 있을 때, 신경 쓰는 일이 많을 때는 소화가 편한 것으로
조금만 먹는다.

❺ 식후에는 팔을 흔들며 천천히 걷기를 하는 것이 좋다.

한국인이 가장 많이 하는 수술이 치질 수술과 백내장 수술이란 점을 알고 있는가? 항문 질환은 대부분 변비에서 시작되는 경우가 많은데, 변비는 인체의 기 순환 측면에서도 매우 중요하다.

〈동의보감〉에서는 '음식이 위장에 들어오면 위장은 채워지고 대장은 비며, 음식이 내려가면 대장은 채워지고 위장은 빈다. 이렇게 위장과 대장이 번갈아 비었다가 차기 때문에 기가 오르내릴 수 있고 병이 없게 된다'라고 하였다. 이처럼 체내 기의 순환은 음식을 먹고 배설하는 가운데 자연스럽게 이루어진다.

그런데 변비가 있다는 것은 대장이 항상 차 있는 것이므로 위장에서 대장으로 하강하는 기의 순환이 막히게 되며 그 결과 화가 발생한다. 또한 대장에 머문 대변이 배설되지 않고 오래되면 각종 유해가스와 열을 발생시키는데 이것도 결국 화를 일으킨다. 이런 화는 혈액을 혼탁하게 만들어 혈액 순환을 방해한다.

변비를 유발하는 대표적인 음식은 밀가루 음식이다. 과거에는 설사를 심하게 할 때 밀가루를 노릇하게 볶아 물에 타 먹는 민간요법을 사용하기도 하였다. 밀가루는 뜨거운 성미이면서 장을 건조하게 만들기 때문에 차가운 것을 먹어 발생한 설사를 치료하는 데 밀가루를 사용했던 것이다. 그렇게 뜨겁고 건조한 밀가루를 평소에 자주 먹으면 장이 엄청나게 건조해지면서 변비를 유발하게 된다. 빵이나 면을 주식으로 자주 먹는 사람은 변비가 많을 수밖에 없다. 그런 사람이 변비를 치료하려면 밀가루 음식을 끊는 것이

기본이다.

아울러 열독이 많은 고기와 매운맛도 변비를 일으키기 쉽다. 때문에 이 것들을 즐기는 현대인들은 변비로 인한 치질과 항문질환이 많은 것이다. 변비환자들은 이 음식들 대신 현미를 주식으로 채식을 하면 변비가 단번에 해결이 되며, 화로 인한 다른 질병도 낫게 된다.

> 배꼽 양 옆으로 검지와 장지 두 손가락이 들어가는 자리의 위치가 천추혈이다. 천추혈을 세게 누르고 또 배꼽을 중심으로 시계방향으로 눌러주며 마사지를 하면 대장 기운을 강화시키고 변비를 풀어준다. 장중첩도 풀어줄 수 있다.

## 제때 충분히 안 자는 생활이 화를 만든다

전기가 발명되기 이전에 인류는 해가 뜨면 일어나 활동하고 해가 지면 휴식하고 잠자는 생활을 했었다. 하지만 전기의 보급과 조명기구의 발달은 낮과 밤의 경계선을 허물었고, 이것은 수면문화에도 큰 영향을 주었다. 현재는 밤늦도록 일을 하거나 아예 야간에 일하고 낮에 잠을 자는 사람들도 많다. 밤새 인터넷이나 오락게임을 즐기는 사람들, 야간 쇼핑족들, 야간 운동족들도 있다. 한 조사 결과에 따르면 서울과 수도권에 근무하는 20세 이상 직장인들의 하루 수면시간은 6시간 30분 정도이며, 절반이상이 자정이 지나 잠자리에 든다고 한다.

사람은 활동으로 소모된 기운을 휴식을 통해 보충해야 하는데 이때 가장 중요한 것이 잠이다. 낮에 활동하는 기운을 양기라 하며 양기는 한낮인 정오에 가장 왕성하다. 이에 반해 밤에 수렴하고 축적되어 재충전하는 힘은 음기라고 한다. 밤에 휴식하고 잠을 자는 것은 음기를 기르는 행위인데 음기는 한밤중인 자정에 가장 왕성하다. 따라서 자정 이전에 잠에 들어야 음기를 충분히 기르고 몸을 채울 수 있다. 이때 길러진 음기가 다음날 사용하는 활기인 양기를 생산하는 바탕이 된다. 밤에 잠을 제시간에 충분히 자지 못하면 음기가 부족해지고 그러면 다음날 사용할 양기 또한 부족해져 기운이 없고 피로해진다.

또한 음기가 부족해지면 음액도 충분하지 못하다. 음액은 체내에서 화를 견제하고 제어하는 역할을 하므로 음액이 부족해지면 반대로 화가 왕성해진다. 제대로 충분하게 잠을 자지 못하면 화가 발생하는 것이다. '불충분한 잠 → 음액부족 → 화가 발생' 하는 관계를 제대로 알자.

건강에 좋은 수면습관은 음기가 가장 충만한 밤 12시 이전에 잠에 들어 8시간 정도 잠을 자는 것이다. 밤 12시를 넘겨 잠에 들거나 잠자는 시간이 적으면 화가 발생한다.


## 범람하는 성문화와 현대인의 화

우리 사회에 '성'이 범람하는 것도 화를 부추기는 요인이다. 성욕은 기본적으로 열기이니 체내에 열이 많으면 성욕도 많아진다. 현대는 사회적으로 화가 많은 시대라 성이 문란하며, 성이 문란해지면 화가 더욱 심해지는 악

순환이 발생하고 있다.

성생활에는 주로 심장과 신장이 관여한다. 성욕을 일으키는 것은 심장이다. 심장이 뜨거워지면 성욕이 발생하고, 성욕을 일으키면 심장의 화가 타오른다. 성욕을 자주 일으킬수록 심장의 화가 더 심하게 타오른다.

성행위를 지속하는 정력은 신장 기능과 관련된다. 성생활이 잦으면 정액을 소비하여 신장의 수액이 부족해진다. 그럼 정력이 허약해지면서 심장의 화를 제어하는 기능이 저하되기 때문에 화가 심해지고 신장 기능과 관련된 고환과 정자, 난소와 난자의 기능이 쇠약해진다.

앞서 화를 부추기는 음식으로 술, 고기, 매운맛에 대해 설명했다. 이것들은 모두 마음을 흥분시키며 정신을 혼란하게 만든다. 그리고 무엇보다 성욕의 화를 돋우는 작용력이 강하다. 이것들을 자주 먹으면 심장에 화가 쌓여 자신도 모르게  음란한 생각이 떠오르며 정신집중이 어려워진다. 때문에 전통적으로 정신 수행자들이 금지하는 음식들이기도 하다. 그런데 현대인들은 얼마나 이런 음식들을 즐겨 먹는가? 현대의 성문란과 수많은 성폭력, 성범죄는 화가 많은 음식들을 즐겨 먹는 것이 큰 원인 중의 하나이다.

현대의 성에는 남녀의 성별과 나이가 따로 없다. 성에 관해서는 애들도 애들 같지 않고 노인도 노인 같지 않다. 특히 술을 제외하고도 열이 많은 아이들에게 화가 많은 음식들을 많이 먹이니 요즘 아이들은 성욕의 화가 충만해 있다. 청소년들의 성은 위험 수준이다. 어린 엄마라는 뜻의 '리틀 맘'이란 말도 생겨났다. 또한 10대의 청소년부터 70대의 노인에 이르기까지 전 연령층의 성범죄가 보고되고 있다. 가히 열에 들뜬 사회, 성욕의 화에 들뜬 사회라 해도 과언이 아니다. 이런 사회를 활기찬 사회, 건강한 사회, 좋은 사회라고 말할 수 있을까? 애들은 애다워야 하고 노인은 노인다워야 건강한 사회일 것이다.

성욕은 본능에 속하므로 잘 다스리기가 상당히 어렵다. 극히 소수이지만 육식을 허용하고 있는 종교의 일부 성직자의 성추문도 심심치 않게 들려온다. 육식을 즐기면 자신도 모르게 화가 쌓여서 본인의 의지와 상관없이 성욕의 화도 함께 커진다. 그러다 아주 잠시라도 마음이 풀어지면 성욕의 화가 폭발할 수 있는 것이다. 순결한 영혼을 바탕으로 해야만 하는 모든 종교 성직자들은 육식을 멀리해야 할 것이다. 아울러 종교 생활에 충실하고자 하는 일반 종교인들, 맑고 건전한 정신을 갖도록 노력하는 사람들도 육식을 멀리해야만 한다.

# PART 04

# 식탁을 바꾸면
# 몸과 마음이
# 살아난다

# 우울증,
# 약 없이도
# 고칠 수 있다

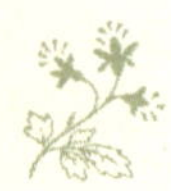

화기라는 기의 흐름을 이해하고 잘 다스리면 화병, 우울증, 조울증, 강박관념 같은 정신질환을 근본적으로 치료할 수 있다. 그것은 질병의 예방차원에서도 아주 중요하다.

대개 분노나 억울함, 속상함, 우울감이 만성이 되어 신경정신과를 찾으면 스트레스 호르몬을 인위적으로 조절하는 약을 처방해준다. 그러나 이것은 눈앞의 증상만을 없앨 뿐, 약을 끊으면 다시 재발하고 마는 대증치료에 불과하다. 평생 호르몬 조절 약을 먹고 살 수는 없는 일이다. 질병의 뿌리를 없애는 근본적인 치료를 해야 약에서 벗어나 건강하고 행복한 인생을 살 수 있다.

미진(가명, 29세) 씨가 필자의 한의원에 방문했을 때는 이미 정신과에서 우울증 진단을 받은 이후였다. 평소 직장상사와 사이가 좋지 않아서 스트레스를 받았다며, 정신과 의사로부터 스트레스 호르몬을 조절하는 약을 처방받았다고 했다. 그녀의 말에 따르면 정신과 의사가 "이 약을 죽을 때까지 복용해야 합니다. 그렇지 않으면 큰일 납니다. 약을 복용하지 않았을 때 어떤 일이 생길지 모릅니다"라고 하였단다. 그 당시는 유명연예인이 우울증으로 인해 자살을 하였다는 보도가 있던 시기였다. 이런 때에 정신과 의사로부터 무시무시한(?) 설명을 듣자 미진 씨는 잔뜩 겁에 질린 상태였다.

"정말 평생 동안 우울증 약을 복용하는 수밖에 없나요? 혹시 약을 안 먹었다가 나쁜 상황이라도 생기면 어쩌죠?"

"우울증 약은 증상을 억누르는 효과는 있지만, 근본적인 치료가 안 되기 때문에 계속 먹어야 하는 겁니다. 그런데 화기를 꺼뜨리고 화가 쌓이지 않게 하는 방법을 알면 병의 뿌리를 없앨 수 있어요. 제가 알려드리는 방법을 한 달만 충실히 해보세요. 그 후에 양약을 먹을지 말지 고민하셔도 늦지 않습니다."

필자는 환자에게 화기를 억누르면서 마음을 안정시키는 한약을 한 달간 투여하며 일상생활에서 화가 생기지 않게 하는 방법을 알려주었다.

한 달 후, 다시 방문한 미진 씨는 한층 밝아진 얼굴이었다. 증상이 거의 없어지고 마음이 편해졌다고 했다. 그리고 몇 달 후에는 미진 씨 어머니로부터 미진 씨가 아주 건강하게 생활하고 있다는 얘기를 전해 들었다.

필자가 미진 씨에게 알려준 화를 생기게 하지 않는 방법이란 일상생활에서 쉽게 실행할 수 있는 간단한 생활법이다. 먼저 식생활을 채식 위주로 바꾸고 매운 것과 설탕·단 것·인스턴트식품과 패스트푸드를 피할 것, 매일 운동을 하되 스트레스를 많이 받은 날은 운동량을 늘리고 충분히 땀을 흘릴 것, 잠은 12시 이전에 잘 것, 그리고 심장의 화를 눌러주는 연잎차를 자주 마실 것 등이었다.

## 가장 좋은 치료는 원인을 제거하는 것

미진 씨를 치료한 정신과 의사는 왜 약을 평생 먹어야 한다고 말한 것일까? 양방의 신경정신과에서는 스트레스 호르몬의 분비 자체를 막을 수는 없으므로, 이미 분비된 스트레스 호르몬을 조절하는 약을 평생 먹어야 한다고 주장한다. 그러나 이것은 스트레스 호르몬이 왜 분비되는가 하는 것에 대한 이해가 부족한 데서 나온 논리이다. 양의사는 스트레스 호르몬 자체가 분비되지 않도록 조절하는 근본치료는 생각하지 못한다.

그렇다면 스트레스 호르몬이 분비되는 근본원인은 무엇인가? 그것은 바로 지나친 화 때문이다. 따라서 스트레스 호르몬이 분비되지 않도록 하려면 화가 쌓이지 않도록 하면 되고, 화가 쌓이지 않는다면 우울증은 발생하지 않는다. 이미 화가 쌓여 우울증이 발생한 상태라면 체내의 화를 풀어주고 다시 쌓이지 않도록 하면 된다. 그러면 죽을 때까지 약을 먹을 필요 없이 우울증은 자연히 낫게 되는 것이다.

# 한국인을 위한
# 건강한 식탁

　동북아 삼국 사람들의 전체적인 체질을 비교해 보자. 무엇이든 서두르지 않는다는 만만디의 중국인은 태음인, 조화를 강조하며 상냥하고 친절한 화(和)문화의 일본인은 소음인, '빨리빨리'로 대표되는 급한 성격의 한국인은 소양인에 비유된다.

　소양인은 소음인이나 태음인보다 화가 많고 양(陽)적이다. 이것을 한국인은 목화(木火)의 기운이 강하다고 표현하기도 한다. 나무가 위로 자라는 것처럼 상승하는 기운이 많고, 불의 뜨거우면서 타오르는 기질이 강하다는 뜻이다. 우리나라 특유의 '빨리빨리'는 이런 기질이 급한 성격으로 나타난

결과이다.

한편 열정적인 기질도 한국인의 특성이다. 2002년 월드컵 때 수십만 명의 사람들이 붉은 옷을 입고 함께 모여 "대-한민국"하고 외치던 모습을 떠올려보라. 전 세계적으로 살펴보아도 쉽게 볼 수 없는 우리나라만의 독특한 현상이며, 이런 뜨거운 열기가 우리나라 사람들의 기질적인 특성을 대표한다.

열정적이고 화가 많은 한국인은 전통적으로 영양을 보충하면서도 화를 식혀주는 채식을 해왔다. 이는 화기와 냉기의 평형을 맞추려는 선조들의 지혜이다. 만약 한국인이 육식을 즐기는 서구식 식습관을 하면 화는 더욱 심하게 타오를 것이며 각종 화의 질병에 쉽게 노출될 것이다. 한국인에게 채식하는 전통은 화가 많은 현대에 그 중요성이 더욱 커지고 있다.

## 한국인은 이렇게 먹어야 병에 안 걸린다

첫째, 현미를 먹어라.

주식은 중간 성미인 현미 위주의 쌀밥으로 한다. 여기에 계절의 변화와 장부의 생리에 따라 오곡 중에 알맞은 것을 섞어 먹으면 더욱 훌륭한 주식이 된다. 대체로 봄에는 기장쌀, 여름에는 보리쌀, 가을에는 좁쌀, 겨울에는 검정콩을 섞어 먹고, 습한 장마철에는 오곡밥을 먹는 것이 좋다.

둘째, 채식을 위주로 하라.

반찬은 따뜻한 성질의 국과 찬 성질의 채소, 나물을 위주로 하여 채식을 하는 것이 기본이다. 뜨거운 음식인 고기는 부식으로 먹되 가끔씩 조금만 먹어야 한다.

셋째, 육식은 일주일에 한 번이 적당하다.

고기의 양이 많아지면 올바른 채식이 될 수 없으며, 갈수록 섭취하는 고기의 양이 증가해 육식 위주의 식사가 될 수 있으니 주의해야 한다. 한국인에게 고기섭취는 일주일에 1회 정도가 적당하다.

넷째, 편식에 주의하라.

좋아하는 식품을 편식하면 장부 간의 평형이 깨져 건강을 해칠 수 있다. 음식은 항상 골고루 먹어서 장부의 평형을 이루도록 하자.

다섯째, 제철음식을 먹어라.

제철음식은 인체에 필요한 그 계절의 기운을 가득 담고 있는 보약이다. 제철음식을 먹어서 자연의 기를 받아들이고 자연에 동화해야 인체 내의 기 순환이 원활해진다.

화가 많은 시대에 사는 현대인들, 특히 한국인은 화를 돋우는 육식을 멀리하고 음기를 기르는 채식을 해야 화를 줄이고 마음과 몸의 건강을 유지할 수 있다.

## 최고의 채식법은 사찰음식이다

채식의 중요성을 느끼면서도 막상 고기와 생선을 빼고 식단을 꾸미려면 막막함을 느끼는 주부들이 많을 것이다. 아이들이 있는 경우에는 소시지,

햄, 장조림 같은 것을 빼고 나면 더욱 그렇다.

어느 강연에서 채식의 중요성에 대해 설명하고 나니 많은 주부들이 이런 반응을 보였다.

"이것저것 다 빼고 나면 먹을 것이 없네요?"

여기서 그 '이것저것'이란 결국 고기류인 것이다. 그만큼 현재의 식생활은 잘못되어 있다.

'그렇다면 도대체 무슨 음식을 해야 좋을까' 고민되는가? 가장 좋은 것은 사찰음식이다. 종교에 관계없이, 건강한 식탁을 원한다면 사찰음식을 배워보라고 말하고 싶다.

절집의 스님들은 전통적으로 고기, 생선, 매운맛을 사용하지 않고 담백한 식사를 하면서도 건강을 유지할 수 있는 식단을 꾸며 왔다. 그것이 사찰음식으로 발전되어 온 것이다. 사찰음식은 채식과 자연식을 동시에 할 수 있게 해주며, 몸과 마음을 고요하고 깨끗하게 해주는 정적인 식사법이다. 이는 몸과 마음에 화를 불어 넣는 동적인 서구식 식생활과 극명하게 대비된다.

정적인 사찰음식을 먹으면 정신적·육체적 화가 안정이 되며, 마음이 차분해지고 정신집중이 잘 된다. 아이가 있는 집이라면 더 효과적이다. 집에서 아이들에게 사찰음식을 자주 해주는 어머님들이 한결같이 하는 이야기가 사찰음식을 먹은 후부터 아이들이 차분해지고 공부를 잘한다는 것이다. 건전한 정신을 가진 건강한 아이를 키우는 1등 방법이다.

아울러 사찰음식은 서구식 식생활로 인한 각종 화의 질병을 치료하는 약이 된다. 고혈압, 당뇨병, 심장병, 암 같은 육체의 화병과 각종 정신적 화병에 모두 치료효과가 뛰어나다.


## 성인병에는 절밥이 약이다

어느 사찰음식 강좌에 강사로 초대받아 갔다. 강의가 끝난 후 질의응답이 이어졌는데, 그때 한 주부의 질문을 받고 조금 놀란 적이 있다. 남편이 3개월 전에 담도암이 발생했을 때 양방 치료를 하지 않고 그날부터 사찰음식을 위주로 자연요법을 하였는데, 3개월 만에 암 덩어리가 모두 사라지고 완치판정을 받았다는 것이다. 그런데 암이 치유되고 난 후 남편이 가끔씩이라도 예전에 좋아하던 고기, 밀가루 음식을 먹고 싶어 하니 어떻게 해야 할지 모르겠다며 자문을 구한 것이다.

필자는 이렇게 답했다.

"그 음식들을 다시 먹으면 곧바로 재발할 것입니다. 절대 드시지 못하게 하세요."

필자가 이렇게 대답한 이유는 첫째, 고기와 밀가루는 화를 돋우고 체내의 기를 울체시키므로 암의 형성을 촉진시키기 때문이다. 둘째, 고기 · 밀가루 · 매운맛 · 단맛 · 자극적인 맛은 입맛을 중독시키므로 몸에 좋지 않은 것을 알면서도 한번 그 음식들을 먹으면 다시 입에서 탐닉하게 된다. 조금 먹으니 괜찮겠지 하면서 일단 먹기 시작하면 그 순간 입의 욕망이 시작되는 것이다. 그러니 어찌 질병이 재발하지 않겠는가. 육식과 채식을 골고루 하는 것이 좋다는 양의사의 말은 듣기에만 그럴 듯한 말이다.

음식요법이 뒷받침되지 않는 치료는 치료 효과가 없거나 매우 더딘 양상을 보인다. 암이나 각종 성인병의 예방과 치료에는 채식이 우선이며, 채식요법 중에 가장 우수한 것은 바로 사찰음식이다. 평소에 집에서 사찰음식을 해 먹음으로써 건강을 유지하는 방법을 적극 권유하고 싶다.

사찰음식에 관한 책은 다양하지만 그 중에서 선재 스님이 지은 《선재 스님의 사찰음식》과 대안 스님이 지은 《열두 달 절집 밥상》이 이론과 실재를 겸비하고 음식 만들기에 유용한 책이다.


## 육식과 채식을 골고루 하라는 말의 함정

박정희 대통령 시절에 분식을 권장하며 고기, 밀가루, 우유섭취를 강조한 정책이 있었다. 그것은 은연중에 국민들에게 서양인처럼 먹어야 키가 크고 힘이 세질 것이란 생각을 심어주었다. 식품영양학자들과 양의사들도 단백질과 지방을 많이 섭취해야 한다고 주장하였다. 이는 곧 고기를 많이 먹으란 말과 같다. 그러다 미국에서 육식이 각종 성인병과 난치병의 원인임이 밝혀지면서 지금은 육식과 채식을 골고루 하라고 말하고 있다.

육식과 채식을 골고루 하라는 말은 얼핏 듣기에는 훌륭한 말 같지만 여기에는 커다란 함정이 있다. 아이를 키워본 사람들은 잘 안다. 어려서부터 고기에 맛들인 아이들은 고기가 없으면 밥을 안 먹는 경우가 많다(삼겹살, 갈비, 치킨 요리를 비롯해 곰탕, 설렁탕, 장조림, 햄, 소시지 모두 고기류이다). 그리고 이런 식습관은 성인이 되어도 그대로 유지된다. 고기를 먹지 않으면 식사 후에도 밥을 먹지 않은 것처럼 속이 빈 것 같다고 말하는 성인들도 많다.

이런 것들이 육식과 채식을 골고루 하라는 말의 허점이다. 한마디로 육식과 채식을 골고루 하라는 것은 듣기에만 좋을 뿐 고기에 중독되라는 말에 불과한 것이다. 이것은 미국의 상황을 보면 잘 알 수 있다.

미국에서는 1970년대부터 이미 육류가 각종 암과 성인병의 원인이 된다는 것을 알고 수십 년간 지속적인 국가 캠페인으로 육류의 폐해를 알려왔다. 그러나 고기 소비량은 갈수록 늘어만 가고 암을 비롯한 각종 성인병도 가파르게 증가하고 있다. 그 중에서도 비만은 가장 눈에 띄는 질환이다. 현재 미국인의 약 60%가 비만상태이며 앞으로 90%이상이 비만이 될 것이란 비관적인 전망까지 나왔다. 그에 따라 미국은 비만의 예방과 치료를 법으로 정할 움직임까지 보이고 있으니 참 안쓰러운 상황이다.

어쩌랴, 입은 욕망의 화신인 것을! 어려서는 키 크라고 고기를 잔뜩 먹여놓고서 커서는 성인병을 예방하라고 고기를 먹지 말라고 해 보았자 무슨 소용이 있겠는가. 성인이 채식을 하는 것은 어려서부터 몸에 익혀져야만 가능한 일이다.


## 새로운 질병을 만들어 판매하는 제약회사들과 의사들

현재 세계의학계를 주도하는 것은 서양의학이며, 서양의학을 주도하는 것은 미국의학이다. 그런데 서양의학에서는 화기 같은 기의 작용을 인정하지 않고 있으며 미국도 당연히 그렇다. 따라서 늘어나는 정신질환에 대한 해석도 부족할 수밖에 없다.

약을 팔아 이윤을 남기려는 제약회사들과 제약회사들로부터 연구비를 지원받아 연구를 하는 의사들 간의 결탁은 이제 새로운 질병을 만들어 내고 질병의 판매를 통해 약의 판매를 늘리는 방향으로 나아가고 있다. 정신질환 쪽에서는 그 대표가 우울증이며, 사회불안장애, 주의력결핍장애 등이 뒤를 잇고 있다. 약을 먹지 않아도 되는 증상들이 큰 질병으로 둔갑해 알려지고, 그 결과 현재 미국인의 3분의 1이 정신질환이므로 뇌를 치료하는 양약을 먹어야 한다는 결론을 도출하기까지 이른다(레이 모이니헌, 앨런 커셀스의 공동저작 《질병판매학》을 참고하라).

날이 갈수록 새로운 병명의 질병들이 속속 등장하고 의사들에 의해 의학지식으로 광고되고 있는 것이 현실이다. 정신질환자는 갈수록 늘어만 가고 제약회사들과 그에 동조한 양의사들만 부자가 되어가고 있는 것이다. 특히 심각한 정신질환이 아닌 사람이 자신도 모르게 정신질환자가 되어 약을 먹고 있는 것이 지금의 암울한 현실이다.

다시 한 번 강조하지만 화가 적으면 정신질환도 적고, 화를 줄이면 정신질환은 근본치료가 된다. 고혈압, 당뇨병, 심장병, 고지혈증, 골다공증, 갱년기증후군, 갑상선 질환 같은 육체적 화병도 마찬가지이다. 그리고 화를 줄이려면 육식을 줄이고 채식하는 것이 가장 좋으며, 채식은 어려서부터 시작해야 한다.

각종 성인병과 정신질환의 해결에 관한 답안의 점수를 준다면, "고기를 줄이고 육식과 채식을 골고루 하라"는 50점, "고기를 끊어라"는 80점, "어려서부터 고기를 먹지 않고 채식하는 습관을 익혀라"는 100점짜리라 할 수 있다.

# 이런 음식들이
# 몸을 살린다

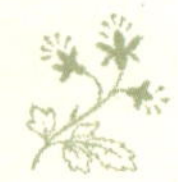

　육식을 많이 하는 서구식 식생활은 육체의 화를 돋우고 정신의 화를 자극하는 나쁜 식생활이다. 이에 반해 오곡과 채소, 나물을 많이 먹는 채식은 영양을 보충하면서도 화를 돋우지 않는 훌륭한 식사법이다.

　채식이 좋다는 것을 알면서도 현실적으로 실천하기 어려운 것 또한 사실이다. 어쩔 수 없이 육식을 한다면 최대한 화를 쌓지 않는 방법을 생각해 보자.

채소와 나물은 대부분 성미가 차가우며 수분이 많고 쓴맛, 담담한 맛이 있다. 차고 쓴맛은 체내의 화를 식혀주며, 담담한 맛은 소변으로 열을 빼낸다. 따라서 채소와 나물은 수액을 보충하면서 대소변을 잘 나가게 하여 화를 식히는 효능이 강한 식품들이다. 화가 많은 시대에, 특히 정신노동자와 화가 많은 사람들에게 채소와 나물은 훌륭한 약이 된다.

채소와 나물을 먹을 때 화가 많은 양념과 함께 먹으면 효능이 저하된다. 맵게 양념하거나 설탕을 많이 넣어 달달하게 먹으면 화를 식히는 채소 고유의 특성이 감소되는 것이다. 채소를 먹을 때는 되도록 양념을 적게 하여 담백하게 먹어야 효과가 좋다.

음식궁합에서 고기를 먹을 때는 상추를, 생선을 먹을 때는 깻잎을, 밀가루를 먹을 때는 무를 함께 먹는 것이 좋다.

채소는 제철채소를 먹어야 한다. 제철채소가 담고 있는 그 계절의 기를 흡수하는 것이 인체의 기 순환에 큰 도움을 준다. 계절을 어기고 하우스에서 재배한 것들은 자연을 역행하여 재배되므로 자연의 기운이 없으며 화학비료와 농약이란 무리수가 포함되어 있다.

한편 서구식 식생활에 길들여지면 채소를 잘 먹지 않게 되므로 어려서부터 채소를 잘 먹는 습관을 기르는 것이 매우 중요하다.

과일은 대부분 성미가 냉하며, 특히 수박·참외·배·감의 냉성이 강하다. 과일은 수분을 보충하며 대소변을 잘 나가게 하여 화를 식히는 데 적당하다. 과일은 채소와 비슷한 성미이지만 채소보다 수액을 보충하고 열을 식히는 효능이 더 우수하다. 또 양념하거나 조리하지 않고 그냥 먹기 때문에 냉성의 본성 그대로 먹게 된다.

하지만 과일 중에는 쓴맛이 없으므로 쓴맛의 해열작용이 필요할 때는 채소를 먹어야 한다.

현대에 비타민과 과일을 강조하는 것은 채소를 덜 먹는 시대상황 때문이다. 오곡과 채소에는 각종 비타민이 많기 때문에 채식을 하면 비타민을 따로 복용할 필요가 없다. 고기를 많이 먹으면서 질병이 발생할까봐 따로 비타민 제품을 먹는 것은 엄청난 낭비이자 피곤한 일이다. 따로 합성 비타민을 먹기보다는 평소에 천연비타민이 많은 오곡, 채소, 과일을 많이 먹어야 한다.

현대인은 과거에 비해 과일을 풍족하게 먹는다고 할 수 있다. 하지만 화가 많은 시대에 살면서 화가 많은 음식인 고기를 많이 먹고 열을 식히는 채소를 적게 먹는 현대인들은 과일의 냉성이라도 더 많이 먹어야 한다. 물론 바람직한 것은 채소를 더 많이 먹는 것이다.

과일은 반찬으로 먹기보다 후식이나 간식으로 먹는 경향이 있다. 하지만 맛 때문에 채소를 싫어하는 사람들은 과일을 요리해 반찬으로 먹어도 좋을 것이다.

과일도 채소처럼 제철과일을 먹는 것이 기본이다. 각종 수입과일은 산지의 기후와 환경을 살펴보고 맛을 보아 효능을 판단해야 한다.


## 답답하고 열이 날 땐 해조류를 먹어라

미역, 다시마, 김, 파래, 매생이 같은 해조류는 성미가 차가우며 맛은 약간 짜면서 쓰다. 이와 같은 해조류는 대소변을 잘 나가게 하며 화를 식히는 작용이 매우 뛰어나므로 화가 많은 사람, 화가 많은 시대에 적합한 식품이다. 가슴이 답답하고 열이 나는 번열증상, 열이 많아 피부가 거칠고 메마르는 증상, 열성 피부질환, 부인들의 갱년기 증상으로 고통받고 있는 경우 해조류를 지속적으로 섭취하면 좋은 효과를 볼 수 있다.

한편, 바닷물에 이리저리 흔들리면서도 수면까지 도달하고 물길을 헤치며 사는 해조류의 습성 또한 약리작용에 반영되어 나타난다. 수분이 적체되어 몸이 붓는 부종, 소변이 시원하게 나가지 않는 증상, 잘 붓고 쉽게 비만해지는 사람에게도 해조류는 좋은 식품이다.

이외에 화기 때문에 발생한 목의 질환에도 해조류는 최고의 약이다. 갑상선 종양에 뛰어난 효과가 있으며, 갑상선기능항진증과 경부임파선결핵, 임파선염, 편도가 자주 붓는 사람에게 한약재로 사용되기도 한다.

### ❶ 고기의 화를 해독하는 식품

고기를 먹는 것은 화를 먹는 것과 같다. 육식의 화를 없애는 식품으로는 찬 성질을 갖고 있는 각종 채소와 과일이 가장 적합하다. 그 중에서 상추와 녹차의 효능이 뛰어나다. 상추와 녹차는 불에 굽거나 볶은 고기의 화독(火毒)을 잘 제거한다. 고기는 먹을 때는 상추에 싸서 먹고, 따뜻한 녹차를 후식으로 마시는 것이 좋다. 고기를 즐겨 먹는 사람은 평소에 상추와 녹차를 자주 먹어서 열을 식히고 노폐물을 제거해야 한다.

대부분의 과일은 육식의 화를 제거하는 데 효과적이지만 그 중에서 다래, 키위, 무화과의 효능이 뛰어나다. 다래, 키위, 무화과는 고기를 소화시키는 작용이 우수하여 고기를 먹고 체한 데도 좋으며, 육식을 즐기는 사람들의 위암, 대장암 같은 소화기암에도 효과가 있다. 육식을 즐기는 현대인들이 특히 많이 먹어야 하는 과일들이다.

### ❷ 밀가루의 열독을 해독하는 식품

새하얀 정백 밀가루는 열독이 많은 식품이다. 밀가루의 열독에는 무와 팥이 해독약이다. 무는 밀가루를 소화시키는 작용이 뛰어나서 밀가루로 인한 소화장애와 식적을 예방해준다. 밀가루 음식을 먹을 때는 무를 반찬으로 많이 먹는 것이 좋다.

팥은 성질이 차가우며 이뇨작용이 강하다. 밀가루의 열을 식히고 체내에 정체된 열독을 소변으로 빼내는 작용을 한다.

보리는 밀가루를 소화하면서 열독을 해독한다. 밀가루 음식을 좋아하는 사람은 보리밥, 보리차를 자주 먹는 것이 좋다.


## 농약, 중금속에 오염된 음식들을 해독하는 곡류

곡물 중에 찹쌀과 기장쌀은 열성이 강하고 끈끈하여 많이 먹으면 습열을 일으킨다. 따라서 열이 많은 사람, 성인병 같은 열성 질환이 있는 사람은 먹지 않는 것이 좋다. 그러나 찹쌀, 기장쌀을 제외한 대부분의 곡물들은 영양분을 제공하면서도 담담한 맛으로 대소변을 잘 나가게 하기 때문에 열이 쌓이지 않는다.

또한 특별히 열독을 빼내는 작용이 강한 곡물도 있다. 전통적으로 각종 독의 해독에 많이 사용했던 검정콩, 쥐눈이콩, 녹두, 팥이다. 이것들을 먹으면 몸의 열독을 빼내는 한편 농약이나 중금속에 오염된 음식들을 해독하는 작용을 한다. 각종 오염에 노출된 현대인들은 이 곡물들을 많이 먹는 것이 좋다.

### ❶ 검정콩과 쥐눈이콩

검정콩과 쥐눈이콩(작고 까만 약콩)은 신장의 수기를 보충하며 뇌수와 골수를 채워주는 작용이 매우 뛰어나다. 아이들의 성장과 노인들의 골다공증, 치매예방에 좋은 식품이다. 또 대소변을 잘 나가게 하며 열을 식히고 열독을 해독한다. 감초나 대추와 함께 삶아 먹으면 모든 독의 해독에 광범

위하게 응용할 수 있는 식품이자 한약재가 된다.

콩을 먹을 때 주의할 점은 첫째, 콩은 소화가 쉽지 않기 때문에 다른 것보다 오래 씹어 먹어야 한다, 둘째, 콩은 하강하는 성질이 강하므로 양기가떠오르는 봄철에는 되도록 먹지 않는다는 것이다. 그러나 봄을 제외한 다른 계절에는 많이 먹어도 상관이 없으며, 특히 겨울철에는 더욱 많이 먹는것이 좋다.

❷ 녹두

여러 곡물 중에서 녹두는 가장 강력한 해독작용을 한다. 찬 성질이 강하며, 이뇨작용이 있어 열독을 풀어주고 더위를 식혀준다. 여름철에 적합하며, 몸이 무더운 여름 날씨처럼 뜨겁다는 사람들이 많이 먹어야 하는 식품이다.

녹두는 술로 인한 주독, 음식으로 인한 음식독, 약으로 인한 약독도 해독한다. 서구식 식생활로 인한 몸의 열독, 농약과 중금속에 오염된 식품의 해독에는 녹두죽, 녹두밥을 자주 먹는 것이 좋다.

녹두의 해열, 해독작용은 찬 성질이 강한 푸른 껍질에 있다. 따라서 반드시 푸른 껍질이 있는 녹두를 구해서 먹어야 한다. 마트에서 파는 껍질 벗긴흰 녹두는 해열, 해독작용이 거의 없는 일반 식품일 뿐이며, 이것을 많이먹으면 몸속의 기운이 막혀 순환이 잘 되지 않는다.

**❸ 팥**

　팥은 약간 찬 성질이며 심장의 열을 소변으로 빼내는 작용력이 강력하다. 또 밀가루의 열독과 술로 인한 주독을 해독하며, 열성 질환에 좋은 식품이다. 열독으로 인한 피부병이나 종기, 입마름, 당뇨병 등에 효과적이다.

　또 이뇨작용이 뛰어나 몸속의 습열을 소변으로 배출한다. 신장이나 간의 기능이 저하되어 잘 붓는 사람, 부종과 비만에 사용한다.

　팥죽을 먹을 때는 보통 설탕을 넣지만 팥과 설탕은 정반대의 성미이다. 팥은 이뇨작용이 있어서 부종을 치료하며 습열을 내보낸다. 이와 반대로 설탕은 습기를 정체시키며 소변을 잘 나가지 않게 하고 습열을 돋운다. 맛을 위해 팥죽에 설탕을 넣어 먹을 때는 아주 조금만 넣어야 팥의 약성을 살릴 수 있다.

# 화를
# 내려주는
# 차 한 잔의 여유

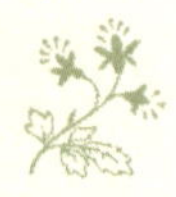

　현대는 마시는 음료도 다양하다. 단맛의 음료는 그 원료가 무엇이든 열을 내고 화를 돋우는 작용이 크다. 쓴맛의 커피도 설탕과 프림을 타서 마시면 쓴맛이 작용하지 못하고 단맛과 기름진 성미를 띠어 복부비만을 일으키고 열을 발생시킨다.

　음료로 마시는 차는 건강에 도움을 주는 차를 선택해야 한다. 다음에 소개하는 차들은 화를 내려주고 정신의 안정에 도움을 주는 효과가 큰 것들이다.

## 과식, 육식하는 경향이 있다면 녹차는 필수

각종 스트레스와 서구식 식생활로 인한 화를 가장 잘 해결해 줄 수 있는 차는 녹차이다. 녹차는 정신의 화와 육체의 화 모두에 효과가 있다.

녹차의 성질은 약간 차고 맛은 약간 쓰다. 차고 쓴맛은 화를 잘 식혀주며 특히 심장과 위장의 화를 잘 내려준다. 심장의 화가 내려가면 머리와 눈이 맑아지며, 정신이 안정되고 집중도가 높아진다. 머리로 열이 오르는 상기증을 예방하고 치료하는 효과가 있어 정신수행자들은 녹차를 즐긴다. 스님들은 녹차 마시기를 수행의 방편으로 승화시켜 참선과 차 마시는 일이 하나라는 뜻의 '선다일체'라는 용어까지 만들어 냈다. 녹차는 정신노동이 과중하고 스트레스의 화가 많은 사람에게 가장 좋은 음료이다.

또한 녹차는 소화를 돕고 식적을 해소하는 작용이 뛰어나며, 기름진 음식의 지방을 빼내는 작용이 우수하다. 음식으로 인한 육체의 화를 제거하는 것이다. 기름진 음식을 즐기는 중국인이나 유목민에게는 차가 필수품이다. 서구식 식생활로 고기를 즐기고 과식하는 경향이 있는 현대인들은 보다 적극적으로 녹차를 마셔야 한다.

시중의 현미녹차는 대중의 입맛에 맞춘 제품으로 녹차 특유의 쓴맛이 거의 없어 화를 식히는 효능이 적다. 현미녹차보다 원래의 녹차를 마셔야 한다. 꼭 값비싼 녹차만 고집할 것은 아니다. 가격이 낮은 녹차도 많으니 적당한 가격의 제품을 구입해 마시면 된다.

보이차나 홍차 같은 발효차들은 녹차와 비교해 찬 성질이 적고 약간 따스한 성미를 갖는다. 하지만 기름기를 빼내고 피를 맑게 하는 작용은 녹차와 같다. 발효차는 몸에 열이 적은 사람에게 적합하다.


## 심장과 혈액을 맑게 되돌리는 연잎차

연잎차는 녹차보다 잘 알려지지 않았고 효능도 조금 떨어지지만 일상음
료로 큰 부작용 없이 즐길 수 있다는 장점이 있다. 현대인의 건강음료로 손
색이 없다.

연잎은 성질이 평이하고 맛은 약간 쓰다. 심장의 열을 식히고 소변을 잘
나가게 한다. 여름철에 습한 열이 많으면 심장이 열을 받아 짜증이 많고 가
슴이 답답하며 입이 마른다. 소변의 색이 붉어지고 소변양도 적어지는데,
그럴 때 연잎차를 마신다. 꼭 여름이 아니더라도 평소에 이런 증상이 있다
면 연잎차가 약이 된다.

연은 더러운 흙탕물 속에서도 깨끗하고 청아한 꽃을 피우며, 깊고 더러
운 곳일수록 더욱 함박스런 꽃을 피운다. 물을 정화하는 작용도 강하다. 한
의학에서는 오장육부 중에서 가장 중요한 심장을 연꽃에 비유할 만큼 연과
심장은 밀접한 관계이다. 연에서 나오는 연잎, 연꽃, 연근, 연밥은 모두 심
장과 혈액에 좋은 작용을 한다.

연잎은 심장의 화를 내리고 심장을 맑게 한다. 정신적 스트레스가 많은
사람, 욕망의 화로 인해 마음이 혼탁하고 심장이 뜨거워진 사람은 연잎차
를 많이 마셔야 한다. 연잎차는 우울증 치료에도 좋은 효과가 있다. 필자의
아내가 산후 우울증이 생겼을 때 연잎차를 마시기 시작하여 큰 효과를 보

았다. 그 후 필자의 집은 아이들까지 항상 연잎차를 마신다. 마음이 차분해진다.

또한 연잎은 피를 맑게 하고 체내의 나쁜 피인 어혈을 제거한다. 산후에 오로가 잘 나오지 않을 때, 산후복통이 심할 때, 각종 출혈이 있을 때도 연잎차를 마신다. 피가 지저분하여 발생한 고혈압, 고지혈증에도 효과적이다.

연잎을 보리차처럼 끓여 놓고 먹을 때는 물에서 물비린내가 날 수 있다. 그때는 연잎을 끓일 때 보리차를 넣어 함께 끓이면 물비린내가 없어지고 맛이 더욱 좋아진다. 옥수수차를 섞어도 좋다.


## 가장 강력하게 화를 식히는 효과, 대나무잎차

차 중에는 대나무잎차가 화를 식히는 작용이 가장 강력하다. 맛이 조금 써서 일상적으로 마시기는 약간 힘들지만 화가 많은 사람에게는 훌륭한 약이 된다.

아무리 더운 여름철이라도 대나무 숲에 가면 쭉 뻗은 대나무의 시원함과 푸르름이 더위를 잊게 한다. 이런 시원함은 대나무잎의 성미에 그대로 녹아 있다. 대나무잎은 성질이 차고 맛은 담담하며 약간 달고 쓰다. 심장과 위장의 화를 식히는 작용이 매우 뛰어나다. 화가 많아 가슴에 열이 나고 답답한 번열과 불면증, 입이 마르고 갈증이 심한 것, 소변이 붉고 잘 나오지 않는 것, 입과 혀에 염증이 생긴 구내염을 치료한다.

얼굴이 붉게 달아오르거나 혓바닥이 붉은 사람, 성격이 불 같이 급한 사람, 화가 치솟아 폭발하고 싶을 때, 욕망이 마음을 뒤흔들 때, 음란물을 탐닉하고 성욕에 들떠 배출구를 찾아 헤매는 사람들, 부동산 투기에 눈이 벌건 투기꾼들, 주가 조작으로 한탕을 노리는 작전세력들은 대나무잎차를 마시며 욕망의 화를 식혀야 한다.

대나무는 사군자의 하나이다. 과거에 선비들은 쭉 뻗어 있으면서 부러질지언정 휘지 않는다는 대나무를 보며 곧은 절개와 청빈함을 키워왔다. 대나무잎은 대나무의 특성을 고스란히 간직한다. 부정부패해도 실력만 좋으면 된다고 혼자 주장하며 임명하는 사람이나 임명되는 일부 고위공직자들, 여러 청탁에 흔들리는 일부 공무원들, 사실을 사실대로 쓰지 못하고 자신의 이익에 맞는 왜곡기사만 쓰는 일부 언론가들, 강자에게 약하고 약자에게 강한 이중적인 잣대로 국민의 지탄을 받는 일부 권력추종 재벌취향 검찰과 재판관들, 삐뚤어진 시각으로 모든 것을 좌파 우파로 분리하고 툭하면 국민을 호도하는 일부 정치가들은 반드시 대나무잎차를 마시고 마음을 곧추세우기를 권한다.

## 서늘한 가을 기운이 담긴 국화차

얼굴을 보면 그 사람의 성격을 대략 알 수 있다. 꽃은 그 식물의 얼굴이므로 꽃의 모양과 색을 보면 그 식물의 특성을 알 수 있다. 또한 꽃은 피는 시기가 중요하다. 이른 봄에 필수록 상승하는 기운이 강하고, 여름에 필수록 뜨거운 화기가 강하다. 가을에 피는 꽃은 서늘한 가을 기운을 받아 양기를 수렴하고 열을 식히는 기운이 강하다. 가을 기운을 대표하는 꽃이 바로 국화이다.

국화꽃은 성미가 약간 서늘하고 맛은 약간 달면서 쓰다. 서늘한 가을 기운을 담고 있어 인체가 여름처럼 열기가 많을 때 국화차를 마시면 시원한 가을 기운을 불어 넣어준다. 신경성 두통, 열성 두통에는 국화차가 약이다. 머리를 많이 쓰면 화가 치솟아 생각이 흐려지며 두통, 어지럼증이 발생하는데 그때 국화차가 효과적이다. 수험생, 정신노동자, 하루 종일 컴퓨터 앞에 앉아 있는 사람들에게 적합하다. 감기로 인한 두통에도 좋다. 필자는 두통이 있으면 항상 국화차를 마신다. 정신의 화가 많아 발생한 고혈압, 심장병에도 좋다.

국화꽃은 간의 열을 내려주는 작용도 강하다. 눈병은 대부분 간의 열 때문에 발생하는 데, 국화차로 간의 열을 식혀주면 눈병이 낫는다. 눈이 붉어지면서 아픈 급성결막염, 눈이 붉게 충혈 되는 증상, 안구건조증, 바람 불면 눈물이 나는 증상 등, 각종 눈의 질환에 국화가 좋은 약이다.

# PART 05

# 음식을 바꾸면
# 아이 두뇌가 달라진다

# 아이에게
# 화를 먹이는
# 부모들

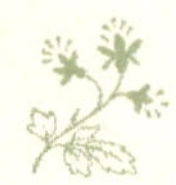

우리나라에서 청소년들의 정신과 치료가 가장 많은 지역은 어디일까? 서울 강남구이다. 강남구는 7~19세의 청소년 100명 중 3.85명이 진료를 받았는데 이는 청소년 100명당 0.91명이 진료를 받아 가장 낮은 수치를 기록한 강원도 양구군보다 무려 4.2배가 높은 수치이다(2007년 기준). 강남구 이외에도 서울의 서초구, 송파구, 노원구, 강동구, 경기도의 성남 분당구, 고양 일산구, 수원 영통구, 과천시와 용인시 등 상위 10개 지역이 모두 수도권에 속해있다.

이들의 특징은 아파트 밀집지역에, 생활수준이 비교적 높으며, 높은 교육열과 함께 학원이 밀집된 지역이란 것이다. 초등학생 때부터 고교생활까지 빽빽하게 짜여진 학교 및 학원 강의에 지친 청소년들의 화는 상상이상일 것이다. 하지만 단순히 학업으로 인한 정신적 화만 생각한다면 학생들 정신질환의 정확한 예방법과 치료법을 찾을 수 없다.


잘못된 양육이 아이들의 몸에 화를 쌓고 있다

학업에 열중하면 누구나 정신의 화가 쌓인다. 이 화를 억누르고 건전한 사고를 돕는 것은 채식이다. 정신을 많이 쓸수록 음액을 보충해주는 오곡 위주의 채식을 해야 한다. 아울러 땀 흘려 놀거나 유산소 운동을 해야 화가 줄어들며 정신이 안정된다.

그런데 현실은 어떠한가? 아이들의 식생활은 서구식 고열량식이 지배한 지 이미 오래이다. 그러면서 가정에서는 운동할 시간을 주지 않고 학교에서는 체육시간을 경시한다. 입시에서는 체력장 검사를 빼버리고 운동장 없는 학교까지 생겨나고 있다. 배부르게 먹고 고열량을 배출할 시간도 없이 학교와 학원에서 공부에만 열중해야 하는 아이들을 보면 참으로 걱정스럽다. 고열량의 서구식 식생활을 하면서 가만히 앉아서 공부만 한다면 당연히 화가 쌓이지 않겠는가? 이 화가 과중한 학업으로 인한 정신의 화와 결합되면 결국 화가 폭발하고 말 것이다. 학부모들은 섭취한 고열량이 키 성장과 두뇌로만 갈 것이라는 착각을 하고 있는 것은 아닌지 심각하게 생각해 보아야 한다. 아울러 교육부는 체육활동을 강화하고, 무리 없는 적절한 기준 제시를 통해 체력장도 부활시켜야 한다. 학생들은 공부만 해야 하는 기계가 아니다.

서구식 식생활뿐인가. 요즘은 홍삼을 영양제처럼 아이들에게 먹이는 부모님들이 매우 많다. 심지어는 홍삼사탕, 녹용사탕도 먹인다고 한다. 홍삼과 녹용은 모두 더운 작용으로 양기를 돋우는 약이다. 적당한 병증과 체질에 사용해야 하는 약이지 건강보조식품으로 가볍게 먹을 수 있는 식품이 결코 아니다. 이런 내용을 모르고 단순히 식품회사의 광고만 보고 아이들에게 장기적으로 먹인다면 그 화를 어찌 감당하려고 하는가?

마늘 주사를 맞는 경우도 있는데 마늘은 녹용이나 인삼보다 훨씬 강력한 화기를 갖고 있다. 마늘 주사를 자주 맞거나 마늘을 많이 먹으면 화로 인한 부작용이 매우 심해지니 주의해야 한다.

부유한 생활권 청소년들이 정신질환이 많은 것, 그리고 심각한 정신질환은 아니더라도 정신이 부산하고 주의력과 집중력이 없는 것, 청소년들의 삐뚤어진 성격과 지나친 반항, 폭력, 성에 대한 과도한 관심 등은 모두 부모님들의 과욕이 만든 것이란 생각을 지울 수가 없다.


사례 5. 라면과 패스트푸드가 주식이었던 영우

9살 영우(가명)가 엄마와 함께 내원했다. 근 1년 새에 갑자기 시력이 떨어지기 시작하더니 최근 들어 0.3정도로 나빠져서 안경을 씌워야 되는지 문의하러 온 것이었다.

"한 번 안경을 쓰면 평생 써야 한다는데요."

"아뇨, 그렇지 않습니다. 평상시 영우가 좋아하는 음식은 뭐고, 주로 어떤 걸 먹이시죠?"

요즘 아이들의 시력저하는 고열량의 음식으로 인한 화 때문에 발생하는 경우가 매우 많다. 때문에 아이 엄마에게 음식관계를 물어본 것이다.

그러자 영우 엄마는, 부모가 맞벌이로 바쁜 까닭에 음식에 신경을 많이 쓰지 못하는 상태라며, 혹시라도 챙기지 못할 때 끼니를 거를까봐 아이들이 좋아하는 라면을 박스로 사다 놓았고 아이들은 일주일에 3~4번씩 라면을 먹는다고 답했다. 엄마의 대답에 영우가 거들 듯 말했다.

"라면을 먹지 않을 때는 햄버거, 피자, 치킨 같은 것도 혼자 알아서 시켜 먹어요."


## 라면과 패스트푸드가 시력과 정신을 망친다

라면은 밀가루를 기름에 튀긴 재료에 고춧가루와 각종 양념이 첨가된 인스턴트식품으로 열독이 매우 강하다. 라면을 즐겨 먹으면 체내에 열독이 쌓여 육체적 화를 일으킨다. 라면을 자주 먹어서 당뇨병이 발생한 아주머니의 이야기가 TV에 나온 경우도 있다. 당뇨병뿐이랴! 라면의 열독은 고혈압 같은 성인병을 비롯해 백내장, 갑상선, 편도선과 인후 질환도 일으킬 수 있다.

특히 열이 많은 아이들이 라면을 먹으면 열독의 피해가 더 심해진다. 영우는 가장 먼저 라면의 열독이 상승하여 시력을 해친 것이며, 또 패스트푸드의 열독도 작용한 것이다. 일단 열독을 없애고 혈액을 맑게 하는 한약을 1개월분 투여하면서 영우와 엄마에게 라면과 인스턴트음식, 패스트푸드의 해로움을 충분히 이해시켰다.

그 후 3개월이 지난 후, 영우 엄마에게서 전화가 왔다. 아이의 시력이 3개월 만에 0.3에서 0.9까지 좋아졌다는 것이었다.

"아이가 눈도 좋아졌지만 무엇보다 행동이 차분해졌어요. 예전보다 집중해서 공부하는 시간이 길어졌습니다. 감사합니다."

이 전화를 받고 나서 음식과 육체의 화 그리고 정신의 화의 관계를 확신하게 되었다. 음식의 화가 육체의 화를 일으키고, 육체의 화가 정신의 화를 일으켜 머리를 혼란스럽게 만들고 집중하여 공부하는 것을 방해하는 것이다. 몸 안에 열이 쌓여 자신도 모르게 속에서 열이 불쑥불쑥 올라오는데 얌전히 앉아서 정신 집중해 공부한다는 것은 이치에 맞지 않은 일이다. 모든 학부모들은 이 점을 잘 알아야 한다.

아이 엄마에게 계속적으로 음식관리를 하면서 아울러 밀가루, 고기, 매운 것, 단 것을 줄이면 아이가 시력이 더 좋아지고 공부도 더 잘하게 될 것이라고 설명해주었다.

요즘 아이들의 시력저하는 큰 문제이다. 안경을 쓰는 연령이 점점 낮아지고 있으며, 극도로 시력이 나쁜 아이들도 많다. 인체의 감각기관 중에 눈은 정신을 대표하는 가장 중요한 기관이다. 눈의 문제는 눈의 문제로만 끝나지 않고 정신에까지 영향을 미친다.

아이들의 급격한 시력저하는 라면과 같은 인스턴트음식, 햄버거, 피자, 치킨 같은 패스트푸드를 많이 먹는 것이 가장 큰 원인이다. 이것들은 대부분의 아이들이 좋아하면서 즐겨먹는 음식들이니 그 심각성이 더하다. 어려서부터 이런 음식들의 해로움을 아이들에게 잘 알려주고 항상 경계하도록 만들어야 아이들의 눈과 정신건강을 지킬 수 있다.

## 아이에게는 홍삼을 먹이지 마라

인삼은 본래 따뜻한 성미를 갖고 있는 약물이며, 인삼을 쪄서 말린 것이 홍삼이다. 홍삼을 판매하는 회사들은 인삼을 홍삼으로 만들면 인삼의 열이 없어져서 열로 인한 부작용이 없다고 광고하고 있지만 이는 사실이 아니다. 홍삼은 인삼의 열이 완전히 사라지는 것이 아니라 조금만 감소하는 것이므로 본래의 더운 성미는 남아 있는 것이다. 따라서 홍삼회사들이 고혈압·당뇨병 환자가 홍삼을 먹어도 괜찮다고 하는 것은 틀린 말이다. 열이 많아서 발생한 고혈압·당뇨병 환자들은 홍삼을 먹으면 병이 더 심해진다.

이 뿐만이 아니다. 아이들을 위한 홍삼제품도 판매되어 아이들에게 홍삼을 먹이는 것이 유행처럼 되었다. 부모님들은 아이들에게 홍삼 먹이는 것을 마치 영양제처럼 장기간 먹여도 되는 것으로 생각하는 경향이 있는데, 이것은 매우 위험한 발상이다.

사람은 소아·청소년·성인·노인의 각 연령대에 따라 체질적인 변화를 일으킨다. 이 중에 소아 청소년 시기는 상대적으로 가장 열이 왕성한 시기이다. 또한 소아 청소년기는 밟아도 다시 힘차게 자라나는 새싹처럼 상승하는 양기가 강한 시기이다. 아이들은 열이 많기 때문에 대부분 찬 것을 좋아하고, 땀을 많이 흘리며, 이불을 걷어차고 자는 경향이 있다.

이처럼 열이 많은 아이들에게 따뜻한 성미의 홍삼을 많이 먹이면 어떻게 될까? 그때는 홍삼의 장점을 흡수하기보다는 홍삼의 열로 인한 해로움이 훨씬 큰 것이다.

홍삼제품을 판매하는 쪽에서는 부작용에 대한 설명이 적다. 그런 것은 라면회사 · 우유회사를 비롯한 대부분의 식품회사들, 비타민과 같은 영양제를 판매하는 제약회사들 역시 마찬가지이다. 조금이라도 더 많은 제품을 팔아야 하는 기업의 입장에서는 부작용을 제대로 알리기 싫은 입장일 것이다. 이것들보다 해로움이 더 많이 알려진 담배의 경우에도 담배제품에 경고문구가 들어가기까지 오랜 시간이 걸린 것을 보라. 그것도 기업이 자발적으로 했다기보다 국민 여론에 떠밀려 마지못해 삽입한 것이다.

결국 소비자가 스스로 유불리를 판단해야 하는 상황인데, 소비자들이 얻을 수 있는 정보도 서양의학이나 영양학적인 측면만 접하게 되는 한계가 있다. 이것은 식품의 열기, 냉기가 빠져 있으므로 공염불과 같다.

다시 한 번 강조하지만 홍삼은 열이 많은 시기의 소아 청소년들에게 결코 적합한 식품이 아니다. 그래도 진정 아이에게 홍삼을 먹이고 싶다면 가까운 한의사와 상의를 해보는 것이 좋겠다.

# 키 크기 열풍이
# 아이 건강을
# 망친다

키가 180㎝ 이하인 남성을 '패배자'라는 뜻의 '루저'라고 부른 여대생이 사회적 화제가 된 적이 있었다. 아마도 그 여학생은 남자라면 키가 적어도 180㎝는 되어야 한다고 생각했나 보다. 우리나라 성인 남성의 평균키가 173㎝ 정도이니 그 여학생은 자신의 능력과 상관없이 패배자가 된 수많은 남성들의 원망을 들을 만도 하다.

그런데 한의원에 남아들을 데리고 온 엄마들도 희망사항으로 아이의 키가 180㎝ 정도 되었으면 좋겠다고 말하곤 한다. 그걸 보면 남자 키 180㎝는 그 여학생만의 기준이 아니라 대한민국 대부분 여성들의 기준인 것 같다. 한편 여아들의 엄마들은 자녀의 키가 170㎝ 정도 되길 원하니 남성들도 아마 그럴 것이다. 그 기준에 따르면 자신도 모르게 패배자가 되어버린 여성들도 부지기수이겠다.


## 고열량 성장식이 폭력적이고 부산한 아이를 만든다

키를 결정하는 데 가장 큰 작용을 하는 것은 유전적 소인이다. 세태가 원하는 키보다 작은 유전자를 가진 한국의 부모들은 자녀의 키를 키우기 위해 모든 방법을 동원한다. 마치 자녀의 키가 자녀를 잘 양육했는가의 기준이 된 것처럼 보이기도 할 정도이다. 그러다 보니 키가 크는 데 좋다는 고기, 우유 같은 고열량의 서구식 식생활이 아이들의 기본 식단이 된지 오래이다. 그런 고열량이 아이들의 키를 잘 키우는 데에만 사용된다면 얼마나 좋겠는가? 서구식 고열량식은 아이들에게 화를 심어주는 대표적인 원인이다.

간단히 생각해 보자. 요즘의 세태는 가뜩이나 열이 많은 아이들에게 키 크라고 고열량식을 잔뜩 먹이면서도 그것이 소비되도록 땀 흘리며 충분히 뛰어놀지 못하게 하면서 공부만 많이 시키는 구조이다. 그럼 소비되지 않은 많은 열량이 과연 키로만 갈까? 아니면 다른 데로도 갈까? 만약 다른 데로 간다면 그곳은 어디일까? 그 점을 잘 생각해 보아야 한다.

소비되지 않은 고열량은 육체의 화가 되어 심장을 뜨겁게 하며 결국 정신의 화를 자극한다. 틱낫한 스님은 "과식은 화를 일으킬 수 있다. 과식을 하면 에너지가 너무 많이 생산된다. 이 과도한 에너지를 제대로 처리하지 못하면 분노의 에너지, 섹스의 에너지, 폭력의 에너지로 변할 수 있다"고 하였다. 너무도 지당하신 말씀이다.

현대의 아이들은 부모들의 잘못된 욕심으로 인하여 몸속에 엄청난 화가 쌓이고 있다. 정신이 부산하여 집중하지 못하는 아이들, 감정조절을 못하여 쉽게 흥분하고 화를 잘 내는 아이들, 폭력적이면서 성에 집착하는 내면이 부실한 아이들처럼 키만 큰 어린아이가 되어가고 있는 것이다. 이런 아이들의 정신적 상황은 아마도 아이들과 비슷한 생활을 하는 어른들도 마찬가지일 것이다.


## 서구식 식생활이 반드시 성장에 도움이 되는 것일까?

서구식 식생활이 주류인 화의 시대에 키가 크는 것은 일견 당연한 일처럼 보일 수 있다. 산업화의 공로로 여기는 것 중의 하나가 바로 국민들의 키가 커진 것이다. 그런데 생각해 볼 점이 있다.

과거 보릿고개로 대표되는 시절은 절대적으로 먹을 것이 부족했던 시절이었다. 그 시절에는 먹고 사는 걱정이 많았으며 무엇을 먹느냐 보다 얼마나 많이 먹느냐가 훨씬 중요했다. 마음대로 양껏 먹지 못한 생활 때문에 당연히 성장에도 지장이 있었다. 하지만 현대에 더 이상의 보릿고개는 없다. 오히려 풍부한 먹거리의 과다섭취로 인한 부작용이 더 많은 시대이다.

고기와 우유, 유제품을 많이 먹는 서구식 식생활이 꼭 성장에 도움이 되는 것일까? 필자는 그렇지 않다고 본다. 먹을거리가 부족했던 시절의 저성장을 먹을거리가 풍부한 시대에 그대로 연결 지으면 곤란하다. 예를 들면, 어려서부터 채식만 해온 사람들은 키가 작아야 할 것이지만 전혀 그렇지 않다. 오곡을 위주로 채식을 하되 부족하지 않게 먹는다면 키가 작을 이유가 없다. 고기류와 우유, 유제품으로 과다 열량을 섭취하면 키를 키우기보다 도리어 비만을 일으키고 화를 키우는 부작용이 훨씬 큰 것임을 명심해야 한다.

## 키 크기 열풍이 불임환자 증가의 원인이다

무더운 여름철에 식물들은 열기를 식히기 위해 뿌리에서 많은 물을 끌어올려 잎으로 발산을 한다. 그 과정에 화려한 꽃을 피우며 잎이 무성해지고 키가 큰다. 그런데 모든 영양을 위로 올려 보내느라 뿌리 자체는 영양분을 저장하지 못하고 비어있는 상태이다. 위에는 왕성하고 아래는 부실한 상태가 되는 것이다. 반대로 겨울에는 꽃과 잎이 지며 생장을 멈추고 모든 영양소를 뿌리에 저장한다. 따라서 위에는 부실하고 아래는 튼실해지는 상태가 된다.

예를 들면, 같은 칡뿌리라도 여름 칡과 겨울 칡이 다르다. 여름의 칡뿌리는 수분이 적고 상승하는 기운이 강하기 때문에 한의학에서는 여름 칡을 감기, 목과 어깨의 근육이 뭉치는 통증 등에 사용한다. 반대로 겨울의 칡뿌리는 수분을 많이 함유하고 있어 입이 마르는 증상, 당뇨병, 변비 등에 사용한다.

사람도 자연과 마찬가지이다. 더운 여름에는 상부의 심장이 왕성하여 화가 많지만 인체의 뿌리인 하부의 신장이 허약해진다. 반대로 추운 겨울에는 신장이 왕성해지고 심장은 그에 비해 허약해진다. 이런 이치로 인체는 심장의 화가 왕성해지면 반대로 신장은 수액이 부족해지고 허약하게 되어 있다. 이것은 반드시 기억해야 할 중요한 생리기전이다.

신장의 수액은 심장의 화를 식히면서 뇌수와 골수를 채우는 물이자 영양분이다. 신장의 수액이 부족해지면 신장이 허약해지고 심장의 화는 더욱 타오른다. 또 뇌수와 골수도 부족해진다. 따라서 각종 비뇨기 질환과 함께 치매, 골다공증이 발생할 수 있다.

한편 신장은 자궁, 고환의 생식기를 주관하므로 신장이 허약해지면 불임이 되기 쉽다. 예를 들어, 더운 지방의 나무는 빨리 자라지만 뿌리가 깊지 않고 재질도 무르다. 그러나 추운 지방이 나무는 더디 자라지만 뿌리가 깊고 재질도 단단하다. 또, 나무는 더운 여름에는 키의 성장이 빠르지만 반대로 뿌리는 부실해진다. 이것을 잘 이해해야 한다.

인체의 뿌리는 신장이니, 키를 키우려고 고열량식으로 화를 돋우면 심장이 불타오르면서 반대로 신장이 부실해지는 것은 당연한 결과이다. 현대에 불임을 비롯해 생식기 질환이 많은 것은 그 때문이다. 고기 섭취량이 증가할수록, 고열량을 섭취할수록 신장이 허약해지고 불임 환자는 더 크게 증가할 것이다.

# 우리 아이
# 두뇌를 바꾸는
# 음식 상식

태양빛과 같은 심장의 화는 적절히 뜨거워야지 너무 뜨거우면 화의 질병이 발생한다. 화병의 예방을 위해서는 먼저 심장의 화를 견제하는 생리기전을 알아야 한다.

자연에서 불을 식히면서 견제하는 것은 물이다. 이것은 인체도 마찬가지이다. 체내의 화기는 수기로 견제하면서 불기운이 너무 왕성하지 않도록 제어해야 한다. 체내에서 수분을 조절하는 장부는 신장이므로, 심장의 화기가 지나치지 않도록 식히며 견제하는 역할은 신장의 수기가 한다. 만약 신장 수기의 작용력이 약해지면 심장의 화는 더욱 타오르게 된다.

이처럼 신장의 수기가 중요한 역할을 하기 때문에 한의학에서는 "신장은 건조하고 마르는 것을 싫어한다"라고 하며, "신장이 나쁜 사람은 찜질이나 뜸을 뜨지 말고 뜨거운 음식이나 불에 쬔 옷을 금지해야 한다"라고 주장한다. 신장의 물이 메마르게 하는 행위를 금지하는 것이다.

심장의 화가 정신에 작용한다는 것은 앞에서 살펴보았다. 신장의 수기는 심장의 화를 견제하므로 당연히 정신작용에도 관여한다. 그런데 신장의 수기에는 이외에도 중요한 의미가 있다. 신장은 수기 중에 가장 정미로운 물질로 뇌수를 만들어 뇌에 공급하는 역할을 한다. 따라서 신장은 뇌 건강에 매우 중요하게 관여한다.

## 신장이 건강해야 뇌기능이 좋아진다

뇌는 심장의 지배를 받는다. 심장이 작용하는 것은 주로 생각하고 감정을 조절하는 것과 같은 뇌의 기능적 측면이다. 사고하며 이성, 감성을 지배하는 것이 바로 심장이다.

한편 뇌의 바탕을 이루는 것은 뇌수이며, 뇌수를 채우는 구조적인 물질은 신장의 수기가 제공한다. 우리가 흔히 "난 뇌 용량이 커"라거나 "난 뇌 용량이 작아"라고 말할 때 이 뇌 용량이 바로 신장과 관련된다. 뇌 용량이 크면 기억을 보관할 수 있는 창고가 큰 것이므로 기억력이 좋은 사람은 뇌 용량이 크면서 뇌수가 꽉 찬 사람이다. 기억력을 자꾸 잃어버리는 질환인 치매는 뇌수가 줄어들고 뇌가 위축되어 발생한다.

심장과 신장이 뇌기능에 미치는 영향력을 비교해보자. 심장은 감각기관을 통해 받아들인 정보를 뇌에 저장하고 그에 따라 사유하는 정신작용을 한다. 뇌에 저장된 정보와 기억을 꺼내 쓰는 것도 심장의 역할이다. 아이디어가 많고 순간적인 판단력, 대응력이 좋은 사람들은 심장의 기능이 좋은 사람들이다.

반면 정보를 저장하는 창고의 역할은 신장에서 제공된 뇌수와 뇌가 한다. 기억력이 떨어지는 사람, 건망증이 심한 사람, 자꾸 깜빡깜빡 잘 잊어버리는 사람은 신장기능이 허약한 사람들이다.

이는 컴퓨터에 비유해 볼 수도 있다. 뇌에 작용하는 심장의 역할은 컴퓨터의 소프트웨어와 같고, 신장의 역할은 컴퓨터의 하드웨어와 같다.

| | |
|---|---|
| 심장 | 뇌에 저장된 정보를 꺼내어 적절하게 사용하는 기능<br>컴퓨터의 운용기능인 소프트웨어에 해당하는 작용 |
| 신장 | 뇌에 인식된 정보를 저장하는 기능<br>컴퓨터의 저장기능인 하드웨어에 해당하는 작용 |

| 뇌와 심장 · 신장의 기능 |

스트레스의 화가 과중하고 화병이 있는 사람들은 건망증이 늘어난다. 이것은 심장이 허약해지기 때문이다. 반면 청소년기에 자위행위를 시작하는 학생들은 성적이 급속도로 떨어지는 경우가 많다. 이것은 신장이 허약해지기 때문이다. 노인들의 기억력이 자꾸 감퇴되는 것도 신장의 허약 때문인데 대표적인 예가 바로 치매이다.

뇌의 활동은 뇌수와 관련이 깊다. 뇌수가 가득 차야 뇌가 건강해지고 기억력이 좋아진다. 뇌수는 신장의 수기가 보충해주는데 이때 중요한 것이 정(精)이란 개념이다. 신장의 수기 중에서도 가장 최상의 정미로운 엑기스가 모여 정이 된다. 정은 인체 에너지 대사의 가장 기본적인 물질이면서 뇌수와 골수를 채우는 물질이며, 신장에 저장되어 생식기능도 담당한다. 그러므로 신장의 수기를 보충하여 정의 생성을 촉진하는 음식들이 뇌수를 채우고 심장의 화기를 다스려 두뇌건강을 돕는 브레인 푸드들이다.

신장의 수기를 보충하는 음식이란 바로 음액을 보충하는 음식이다. 결국 채식인 것이다. 그 중에서도 가장 중요한 것은 오곡을 비롯한 곡물로서, 곡물은 땅의 정기를 간직한 그 자체로 '정'이기 때문이다. 그러므로 곡물을 먹는 것은 땅의 정을 흡수하여 인체의 정을 보충하는 일이다. 자연히 두뇌를 채우는 정도 충분해진다. 옛 서적에서는 이를 두고 "곡식을 먹는 사람은 지혜롭고 총명하다"고 하였다. 또한 대부분의 채소와 과일도 좋은 식품들이다. 그 중 특별히 신장의 수기와 정을 보충하는 효능이 뛰어난 음식으로는 현미, 좁쌀, 검정콩, 쥐눈이콩, 검은깨, 들깨, 연밥, 밤, 마, 고구마, 감자, 깻잎, 콩잎, 미나리, 양배추 등이 있다. 동물류에서는 오골계, 오징어, 해삼이 좋다. 이 식품들은 아이들의 두뇌 성장과 노인들의 두뇌건강 유지에 뛰어난 효능이 있다. 평소에 이 음식들을 얼마나 많이 먹고 있는가 생각해보자.

요즘에는 마트에서도 한약재를 팔고 있다. 한약재 중에서 산수유, 구기자, 오미자, 복분자, 오디, 오가피가 정을 보충하는 작용이 뛰어나다. 단 한

약재는 음식보다 강한 성미를 가지고 있으니 장기간 복용하려면 한의사와 상의하는 것이 좋다.

한편 음액을 잘 보충하지 못하고 양기만 길러주는 음식들은 화를 돋우고 뇌수를 줄여서 두뇌건강에 해롭다. 바로 고기, 밀가루, 매운맛, 단맛, 술이다.

## 머리 쓰는 사람 vs. 몸 쓰는 사람의 올바른 식탁

인간은 정신과 육체의 노동을 모두 하지만 어느 것을 조금 더 하느냐에 따라 정신노동자와 육체노동자로 나눌 수 있다. 정신노동자는 몸에 비해 정신을 많이 쓴다. 앉아서 일하는 사무직 종사자, 공부하는 학생이 대표적이며, 작가, 교사, 스님 같은 정신수행자들이 이에 속한다. 반면 육체노동자에는 농민, 공장근로자, 노무자, 운동선수 등이 있다.

정신노동자와 육체노동자는 먹는 음식의 종류와 먹는 양을 다르게 하는 것이 마땅하며, 이 구분은 육체의 활동량에 따라 결정하는 것이 원칙이다.

육체노동을 하면 몸을 움직여 소비하는 열량이 많으며, 땀을 많이 흘리기 때문에 몸 밖으로 열이 발산된다. 따라서 육체노동자는 소모된 열량을 보충할 수 있도록 고열량식을 먹는 것이 좋으며 먹는 양이 조금 많아야 한다. 육체노동자가 적게 먹으면 기혈이 부족해지고 근육과 관절이 허약해질 것이다.

이에 반해 정신노동은 심장과 뇌의 기운을 많이 쓰며 땀을 많이 흘리지 않는다. 정신적 화가 많아서 심장이 과열되기 쉬우며 열기가 오르는 상기증과 화병이 많다. 따라서 정신노동자는 심장의 화기를 억누르고 신장의 수기를 돕는 채식이 적당하다. 오곡·채소·나물·과일 위주로 먹고, 육체노동자보다 적게 먹어야 한다.

만약 정신노동자가 운동도 하지 않으면서 고열량의 식생활과 과식을 한다면 과다 열량으로 인해 화병이 발생할 것이다. 또한 정신수행자는 정신집중이 힘들어서 수행의 속도가 늦어질 것이다.

그렇다면 연령에 따라서는 어떻게 달라질까? 대체적으로 성장기의 청소년과 활동이 많은 장년층은 열량이 높은 음식으로 많이 먹는 것이 좋다. 반면 활동이 적은 노년층은 열량이 낮은 음식으로 적게 먹어야 한다. 그러나 연령의 구분보다는 육체활동과 정신활동의 양을 기준으로 삼도록 하자. 육체활동보다 정신활동이 더 많은 사람은 열량이 낮은 음식으로 적게 먹는 것이 기본이다.

이상에서 살펴보면 고기와 유제품, 밀가루를 많이 먹고 과다 열량을 섭취하는 서구식 식생활은 몸을 많이 쓰는 육체노동자에게 적합한 것이다. 그런데 대부분의 현대인들 특히 도시인들과 학생들은 과중한 정신활동으로 스트레스에 시달리는 정신노동자들이다. 따라서 이들의 올바른 식사법은 채식 위주로 소식하는 것이다. 그것이 정신의 화를 식히며 이성적이고 합리적인 판단을 하는 데 도움을 준다. 또한 정신질환의 예방과 치료에도 좋은 작용을 한다.

<h2 style="text-align:center">성장기 학생은 어떻게 식사하는 것이 좋을까</h2>

인간은 태어나서 10세까지는 오장육부의 기능이 완성되지 않은 시기이므로 이때를 소아라고 부른다. 소아의 성장기에는 오장육부의 고른 발달을 위해서, 성장한 이후에는 장부기능의 평형 유지를 위해서 음식을 골고루 먹어야 한다. 한쪽에 치우친 식사는 한 장부만을 강하게 만들고 다른 장부는 허약하게 만들기 때문에 장부 간의 불균형을 초래하여 질병을 유발하기 때문이다.

학생 시기는 공부를 많이 해야 하는 정신노동자에 속하지만 왕성한 발육을 위한 영양보충도 중요하다. 이 시기는 무쇠도 소화시킨다고 할 만큼 소화력이 왕성한 시기이기도 하다.

성장기에 가장 중요한 것은 두뇌와 뼈의 발달이다. 두뇌는 뇌수가 가득 차야 건강하고, 뼈는 골수가 가득 차야 성장에 좋다. 그런데 앞에서도 이야기했듯이 뇌수와 골수를 채우는 것은 신장의 수기이며, 신장의 수기를 기르는 음식은 현미를 비롯한 오곡과 채소, 나물, 과일 같은 음기를 기르는 음식들이다. 따라서 성장기의 공부하는 학생들은 이런 음식을 많이 먹어서 뇌수와 골수를 채우고 뇌와 뼈의 발달을 도와야 한다. 이 음식들이 아이들을 단단하고 바르게 키우는 음식들이다.

<h2 style="text-align:center">씹는 습관을 길러주면 비만을 예방할 수 있다</h2>

음식을 과식하며 비만한 사람들은 대부분 많이 씹지 않고 빨리 삼키는 경향이 있다. 이런 식습관은 소화 흡수 능력을 저하시키는 한편 부족해진

열량을 더 많이 먹어서 보충하려는 반응으로 이어진다. 따라서 더 많이 먹게 되고 더 비만해지는 악순환이 나타난다. 오래 씹어 삼키는 것은 이런 폐단을 없애준다.

또한 밀가루 음식이나 인스턴트, 패스트푸드 같은 부드러운 음식은 오래 씹지 않아도 삼키기가 쉽다. 따라서 이들 음식을 자주 먹는 사람은 오래 씹지 않는 습관에 익숙해진다. 결국 과식과 비만, 신체허약으로 이어지는 것이다. 요즘 아이들은 이런 경향이 매우 강하며, 이것은 서구식 식생활의 또 다른 폐해이다.

오래 씹어 먹는 사람은 침을 많이 삼키게 되기 때문에 조금 적게 먹어도 공복감이 적고 기운이 많이 생긴다. 비만치료와 건강유지는 그에 따른 부산물이다(183쪽 참고).

씹는 횟수는 50회 이상으로 하되 입안에 침이 충분하게 고일 정도로 많이 씹는 것이 좋다. 비만과 성인병을 걱정하는 사람은 당장 오래 씹기를 실행해 보면 좋은 효과가 있을 것이다. 필자의 한의원에 비만치료를 받으러 온 환자에게는 이 점을 주의시키는데 모두 좋은 결과를 얻었다.

세살 버릇 여든까지 간다. 부모는 아이가 어릴 때부터 오래 씹는 것의 장점을 충분히 이해시키고 오래 씹는 훈련을 시켜주어야 한다. 그래야 커가면서 계속 오래 씹어 먹을 수 있다.

# PART 06

# 인생을 바꾸는
# 동출소공압의 기적

# 동動 _
# 가만히 있으면 뭉치고
# 움직이면 풀린다

고여 있는 물은 반드시 썩으며, 사용하지 않는 문의 문지방은 먼지가 끼고 녹이 슨다. 사람도 마찬가지다. 몸으로 일을 하지 않으면 기혈의 순환이 되지 않아 온갖 질병이 발생한다.

### 흐르는 땀이 화를 식힌다

운동이 정신적·육체적 화병을 치료한다는 것을 이해하려면 우선 땀의 정확한 의미를 파악해야 한다. 땀은 단순히 몸 안의 체액이 노폐물을 이끌고 몸 밖으로 나가는 현상이 아니다. 땀의 가장 중요한 생리기능은 체온조절이다.

가령, 더운 여름에 체온이 상승하면 체온을 식히기 위해 땀구멍이 열리고 땀이 많이 난다. 반면 추운 겨울에는 체온을 지키기 위해 땀구멍이 닫히고 땀이 거의 나지 않는다. 열이 많은 아이들은 땀이 많이 나는 것이 정상이고, 노인들은 땀이 없는 것이 정상이다. 체질적으로도 몸에 열이 많은 사람은 땀을 많이 흘리고, 몸이 냉한 사람들은 땀이 별로 없다. 물론 몸에 기운이 부족할 때 땀구멍을 열고 닫는 개폐기능이 저하되어 땀을 흘리는 경우도 있지만 이것은 몸이 허약하여 발생한 병리적인 상황이므로 생리적인 땀과는 차이가 있다.

〈동의보감〉에는 '땀이란 심장의 진액이다. 심장이 움직이면 땀이 나온다'라고 하였다. 심장은 화를 조절하는 장부인데 화가 많아지면 심장박동이 빨라지면서 땀이 흐른다는 뜻이다. 이것은 땀의 배출을 통해 체열을 조절하는 생리기능이다. 체액이 땀이 되어 몸 밖으로 빠져 나갈 때는 심장의 화기가 함께 빠져 나가면서 높아진 체열을 식혀준다. 이 점이 중요하다.

운동을 하면 심박동과 호흡이 빨라지며 심폐기능이 활성화되어 땀이 나기 시작한다. 땀의 배출과 함께 심장의 화가 발산되므로 체열이 식는다. 운동 후에 기분이 상쾌해지는 것은 심장과 몸에 쌓였던 화가 빠져나가고, 또한 막혔던 기운이 풀어지며 기혈순환이 원활해지기 때문이다. 운동은 장부를 건강하게 만들고 화를 배출하여 정신의 화와 육체의 화를 모두 다스리는 보약 중의 보약이다.

아프리카의 마사이족은 커다란 슬픔이나 고통, 분노와 같은 심한 정신적 스트레스에 직면하면 격렬한 전신운동을 하는 건강법을 지니고 있다. 인도의 명상센터 중에는 격렬한 춤을 2~3시간 추게 하여 ·체력이 소진된 다음 정신적인 안정으로 이끌어 주는 곳도 있다. 모두 운동으로 땀을 배출하면 정신의 안정을 이룰 수 있다는 것을 체험했던 선인들의 건강법이다. 화병이나 우울증을 비롯해 모든 정신질환에는 운동이 약이 된다.

목욕탕이나 찜질방에서도 땀을 흘릴 수 있다. 이렇게 흘리는 땀과 운동으로 흘리는 땀과의 차이점은 무엇인가? 운동을 하면 내부 장기가 활성화되면서 땀이 흐르기 때문에 운동 후에 회복이 쉽고 장기가 활기차고 건강해진다. 그러나 몸을 쓰지 않으면서 강제적으로 땀내는 방법은 내부 장기의 활성화가 없고 부족해진 체액을 먹는 것으로만 보충해야 하니 장기가 오히려 피곤해진다.

## 육체가 움직이면 정신이 고요해지는 원리

몸과 마음은 분리될 수 없다. 몸은 마음에, 마음은 몸에 영향을 끼친다. 정신활동에 비해 몸의 활동이 적은 현대인들에게 "육체가 움직이면 정신이 고요해지고, 정신이 움직이면 육체가 고요해진다"는 한의학의 내용은 매우 중요하다. 특히 정신을 많이 쓰는 학생들이나 사무직 종사자들은 이 내용을 잘 알아야 한다.

예를 들어 공부할 때 다리를 까닥까닥 흔들면 정신집중이 어렵다. 반대로 운동에 집중해야 할 때 딴 생각을 하면 운동에 집중할 수 없다. 정신을 많이 쓸 때는 몸을 고요하게 해야 하고, 몸을 많이 쓸 때는 정신을 고요하게 해야 하는 것이다.

정신집중은 마음이 고요할 때에만 가능하며, 마음의 고요함은 심장의 화가 적당할 때 이루어진다. 심장에 화가 많으면 마음이 고요할 수 없다.

수험생이 예민하고 불안하며, 두통과 집중력장애가 있는 것을 '고3병'이라 한다. 이것은 몸으로 운동을 하지 않으면서 가만히 앉아 책만 보기 때문에 심장에 화가 발생한 것이다. 수험생이 아니더라도 사무직의 정신노동자들, 머리를 많이 쓰는 사람들도 고3병이 발생할 수 있다. 화두에 집중하는 스님들의 상기증도 이런 증상의 일종이다.

또 한 가지, 스님들처럼 채식하고 소식하며 적은 열량을 섭취해도 정신을 집중하면 심장에 화가 쌓여 상기증이 발생한다. 그런데 일반인들은 고기 먹고 과식하며 엄청난 열량을 섭취하면서도 운동은 하지 않고 정신만 사용하고 있다. 이 때문에 엄청난 화가 쌓이고 있는 것이다.

심장에 화가 많을 때는 먼저 육체의 운동을 통해 심장의 화를 배출한 다음 정신을 집중해야 한다. 몸을 쓰지 않고서는 마음의 고요함을 얻기 어렵다는 점을 반드시 명심하자. 공부를 하다가 집중이 안 될 때는 운동으로 땀을 흘린 후에 공부하는 것이 좋다.

## 야간 운동은 인체에 무리를 준다

운동은 인체의 양기가 떠오르는 아침이나 낮에 해야 체력의 손실이 적다. 그런데 시간에 쫓기는 바쁜 현대인들은 저녁에 운동하는 경우가 많다. 헬스클럽에는 야간운동을 하는 사람들이 많으며, 밤 9시가 넘어서 과격한 운동을 하는 사람들도 있다.

〈동의보감〉에는 '날이 저물면 양기가 수렴되어야 내부에서 사기(邪氣: 나쁜 기운)를 막을 수 있으니 근골을 과로하지 말고 안개와 이슬을 맞지 말아야 한다. 시간에 거슬러 살면 몸이 피곤하고 힘들어진다'라고 하였다. 이 말은 밤에는 휴식을 취하고 몸을 과격하게 움직이지 말라는 뜻이다. 야간에 힘든 운동을 하면 근골을 강화하는 것이 아니라 오히려 허약하게 만들고 심혈관에도 무리를 준다. 한편 밤에 휴식을 통해 길러진 음기는 다음 날 활동하는 에너지인 양기를 생산하는 바탕이 된다. 밤에 충분히 휴식하지 않고 과격한 운동을 하면 다음 날 사용할 양기가 부족해져 몸이 피곤하고 기운이 없다.

현대인의 야간운동은 저녁에 과식하는 식습관과 관련이 깊다. 인체에 무리가 없는 가장 좋은 생활습관은 저녁식사를 적게 먹고 야간활동을 적게 하며, 11시 이전에 일찍 잠자리에 드는 것이다. 이를 거슬러 현대인들은 저녁에 포식하고 야간활동을 많이 하며 자정을 훌쩍 넘겨 밤늦게 잠자는 생활을 한다. 밤에 과식한 후 살이 찔까 불안하니까 밤 운동을 하는 것이다. 생활법이나 운동법은 자연의 시계를 거스르면 반드시 인체에 무리를 준다. 만약 밤에 포식한 경우라면 식후에 30~1시간 정도 가볍게 걷는 정도가 좋다. 식후에 걷는 것은 근골을 과하게 요동하지 않으면서 소화를 돕고 습기가 정체되지 않도록 운행시키는 작용이 뛰어난 운동법이다.


## 내 몸에 맞는 운동을 찾아보자

### ❶ 걷기

사람들은 걷고 뛰는 것을 기초체력단련 정도로 생각하는 경향이 있지만 필자는 걷기와 뛰기는 운동의 모든 것이며 가장 중요한 운동이라고 말한다. 앉아 있는 시간이 많은 현대인들은 상체보다 하체의 움직임이 부족하므로 하체 운동을 기본으로 해야 한다. 그럴 때 걷기가 가장 좋은 운동이다. 걸을 때는 팔을 앞뒤로 힘차게 흔들며 약간 구부렸다 폈다 하는 것이 좋다. 팔다리 운동이 모두 된다.

팔다리를 흔들면서 걸으면 울체된 것이 풀리고 기혈이 순환되며, 빠른 호흡과 약간의 땀은 심장의 화를 식혀준다. 또 걸으면서 발바닥의 용천혈을 자극하면 신장의 수기가 상승하여 심장의 화를 식혀준다(179쪽 참고). 좁은 공간에서 할 수 있는 줄넘기도 훌륭한 유산소 운동이다.

한편 팔 다리는 비위의 소화기와 관련되어 있다. 팔을 흔들며 걸으면 소화를 돕고 소화기를 튼튼하게 만들며 변비를 치료한다. 운동 후에 입맛이 도는 것은 사지의 운동이 비위를 왕성하게 만들기 때문이다.

❷ 등산

등산은 걷기와 호흡이 결합된 참 좋은 운동이다. 맑은 공기를 마시면서 체내의 탁한 열기를 내보내고, 땀을 흘리며 산에 오른 후 "야-호" 소리를 지르면 몸속의 화가 빠져나간다. 몸과 마음의 화를 배출하고 정신을 안정시키는 데는 등산이 최고의 운동이다.

등산은 삐뚤어진 척추를 바로 잡고 디스크를 치료할 수도 있다. 척추는 인체의 정기(精氣)가 오르내리는 통로이므로 등산을 통해 척추가 바로 잡아지면 정기가 온전해지고 디스크가 치료된다. 등산을 할 시간이 없다면 걷기를 오래 해도 척추건강에 도움을 준다.

또한 조깅처럼 평지를 달릴 때는 가슴을 움직여 흉식호흡을 하지만 등산을 하면 아랫배를 움직여 복식호흡을 하게 된다. 높은 산을 오르다 보면 호흡이 깊어지며 가슴보다 아랫배로 숨을 쉬는 것을 느낄 수 있다. 이런 깊은 복식호흡은 단전호흡을 하는 효과를 나타낸다. 단전호흡은 아랫배에 양기를 모으는 것이므로 등산은 양기를 보강하는 효과도 우수하다. 이와 관련된 우스개 소리가 있다. '부인이 미인이라 바람피울까 걱정하는 사람은 얼굴에 기름기 끼고 배가 나온 사장님을 걱정하지 말고, 매일 약수터에 다니는 깡마른 노인을 조심해야 한다'는 것이다. 얼굴에 기름기 끼고 배가 나온 사장님은 정력이 부족하고, 매일 약수터에 다니는 사람은 비록 노인이더라도 정력이 좋다는 말이다. 정력이 부족한 사람은 정력제를 찾지 말고 등산을 자주 하라. 등산이 최고의 양기 보충 정력제이다.

운동공간이 부족한 도시인들은 건물 안에서 운동하는 경우가 많다. 헬스클럽이 많아지는 것은 좋은 일이지만 잘못 판단하면 부작용도 많으니 주의해야 한다. 걷기가 부족한 현대인은 하체운동 위주의 유산소 운동이 가장 좋다. 그러나 남자와 여자로 구분하면 약간의 차이점을 둘 수 있다.

먼저 남녀의 체형적인 특징을 살펴보자. 남자는 음기보다 양기가 강한 체질이라 양기가 많이 모인 상부가 하부보다 크고 강하다. 상부의 어깨가 하부의 엉덩이에 비해 넓고 큰 역삼각형의 체형이 남자의 기본 체형이다. 넓은 어깨, 발달한 상체 근육은 남성미의 상징이므로 헬스클럽에서도 남자들은 상체 근육운동을 많이 하는 경향이 있다.

반대로 여자는 양기보다 음기가 강하므로 음기가 많은 하부가 상부에 비해 크고 강하다. 엉덩이가 어깨보다 넓고 큰 정삼각형의 체형이 여자의 기본적 체형이다. 여자들은 날씬한 하체를 원하므로 워킹머신에서 걷거나 뛰는 운동을 많이 한다.

그런데 운동을 할 때는 강한 곳을 더 강하게 만들기보다는 약한 곳을 강하게 단련하는 것이 원칙이다. 따라서 기본적으로 남자는 상체에 비해 허약한 하체 단련을 위주로 하고, 여자는 하체에 비해 허약한 상체를 단련해야 맞다.

남자의 하체강화 운동으로는 등산, 축구, 달리기, 자전거 타기가 좋은 운동이다. 반면 여자는 배드민턴, 탁구 등이 좋다. 그런데 남자라도 어깨가 빈약한 사람들은 상체운동이 조금 더 필요하며, 여자인데 엉덩이가 빈약하면 하체운동을 해야 한다. 허약한 곳을 더 운동하는 것이 음양을 맞춰주는 방법이다. 테니스와 스쿼시는 상하체를 골고루 운동하며, 재미가 있어 남녀가 함께 즐기며 할 수 있는 유산소 운동으로 추천할 만하다.

바깥일에 바쁘고 피로한 남성들이 성생활에 소홀하면 부인들은 성적불만이 쌓일 수 있다. 이런 여성들에게 좋은 운동은 골반 운동이다. 대표적인 골반 운동으로는 에어로빅, 스포츠댄스, 발리댄스 등이 있지만 운동량과 운동효과 측면에서 에어로빅이 가장 좋다. 일례로, 학원 강사인 남편이 새벽에 나가 밤늦게 들어와서 피곤하다며 그냥 자버리는 바람에 성적불만이 쌓인 주부가 있었다. 그 주부는 불만을 터트리기보다는 에어로빅 운동을 많이 하였는데 마음이 안정되고 건강도 좋아졌다고 한다. 땀 흘려 운동을 하면 불필요한 성욕의 화를 식히고 마음을 다스릴 수 있다.

골반 운동은 여성에게 적합하며 남자에게는 에어로빅이나 격렬한 춤추기는 적합하지 않다. 같은 이유로 남자 댄스가수들에게는 허리디스크가 많다.

### ❹ 수영

수영은 상하체와 전신 관절을 골고루 단련하는 훌륭한 유산소 운동이다. 수영을 하면 심폐기능이 좋아지며 심혈관계질환과 감기, 천식 같은 폐기관지질환을 예방하고 치료한다. 유명한 수영선수였던 호주의 이언 소프처럼 어려서 기관지 천식을 앓은 사람도 수영으로 심폐를 단련하면 천식을 치료하고 운동선수가 될 수도 있다. 달리기도 비슷한 효과가 있기 때문에 유명한 중장거리 달리기 선수 중에도 천식을 극복한 선수들이 있다. 또 수영은 허리 근육을 강화시켜 허리디스크의 예방과 치료에도 좋다.

실내수영장에서 수영을 할 때는 몇 가지 주의할 점이 있다.

첫째, 실내수영장의 물은 자주 깨끗한 물로 교체하기 어렵다. 대신 소독을 자주 하기 때문에 수영장 물이 코나 입에 닿으면 강한 자극을 준다. 비염이나 축농증 같은 코 질환이 있으면 수영보다 달리기를 하는 것이 낫다. 둘째, 평영은 무릎에 무리를 줄 수 있으니 무릎이 아픈 사람, 퇴행성 무릎관절통이 있는 사람은 평영을 피해야 한다. 어깨가 아프고 잘 뭉치는 사람은 접영을 피하는 것이 좋다.

## ❺ 장거리 달리기

적당한 뛰기는 심혈관 순환을 좋게 만들고 평균맥박을 낮춰준다. 그러나 장거리 뛰기는 평소의 심박동이 낮은 사람들이 하는 것이 좋다. 마라톤 선수나 장거리를 뛰는 선수들은 심박동이 일반인들보다 훨씬 적어서 1분에 40~60번 정도 뛴다. 일반인들은 1분에 70~80번 뛰는 것이 평균이므로 일반인이 장거리를 뛰면 심박동이 120~140번 이상으로 쉽게 상승하게 된다. 그러면 호흡도 금방 빨라지고 심장에 무리가 가서 좋지 않다.

평소에 심혈관이 나쁜 사람은 심박동이 급격히 늘어나면 심장에 부담을 준다. 마라톤을 하다가 죽는 경우가 자주 발생하는 것은 심혈관이 나쁜 사람이거나 노인이 나이를 생각하지 않고 무리하게 운동했기 때문이다. 이런 사람은 운동량을 조금씩 서서히 늘려가야 하며 절대 무리하게 운동하면 안 된다.

## ❻ 골프

　성공한 남성의 3대 조건은 BMW 자동차, 룸싸롱, 그리고 골프장 회원권이란 신문기사가 있었다. 골프는 성공과 부를 대변한다. 값비싼 골프장 회원권이 없더라도 골프를 할 수는 있지만 한 번 필드에 나가는 데 드는 수십만 원의 비용을 생각하면 일반 서민의 운동은 아니다.

　운동 측면에서 골프는 좋은 운동이 아니다. 골프연습장에서 연습하는 것은 운동효과가 적으며, 넓은 필드에 나가 많이 걸어야 운동이 된다. 골프는 나이 든 노인이 다른 운동이 싫을 때 걷는 목적으로 하는 것이 좋다. 골프장의 탁 트인 공간에 서면 마음이 넓어지고 후련하다는 사람들은 등산을 하여 산에 오르면 더 넓은 공간이 보이며 마음도 더 후련해질 것이다.

　많이 가진 자들의 운동이라 그런지 골프는 구설수도 많다. 사교를 위한 사교 골프는 그나마 낫다. 빠듯한 월급쟁이나 공무원이 골프를 자주 친다면 스폰서가 있는 접대골프, 비리골프가 아니면 또 무엇일까? 가는 정이 있으면 오는 정도 있는 것이 인지상정이니, 대가를 바라지 않고 비용을 대주는 스폰서는 없을 것이다. 한가한 부자들의 내기골프, 불륜골프도 문제다. 또 골프장은 환경 파괴에도 앞장서고 있으니 수많은 아름다운 산천을 파헤쳐 잔디밭으로 꾸미고, 잔디 관리를 위해 엄청난 농약을 살포해 주변 환경을 오염시키고 있다. 소수의 부자들을 위해 다수가 이용해야 할 자연 환경을 파괴하는 것은 옳지 않은 일이다. 이런 저런 이유로 골프에 대한 인식이 좋을 수 없다.

따로 시간을 내어 운동하기 힘든 사람들에게 절하기 운동법이 관심을 끌고 있다. 운동학적으로 절을 많이 하면 팔다리 운동이 모두 되며, 척추를 바로 잡아주어 허리, 다리 관절 질환의 예방과 치료에 효과가 있다고 한다. 이런 육체적 운동효과 외에도 절하기에 담긴 의미를 되새기면 마음의 화를 다스릴 수 있으니 그야말로 일석이조다.

스님들이 부처님 앞에 절을 하는 것은 자기를 내려놓고 열심히 마음 닦는 수행을 하겠다는 의지를 새기는 수행의 한 방편이다. 절하며 오체투지를 하고 절한 숫자를 세면서 마음을 한 곳에 모으는 수식관을 하면 저절로 탐욕이 버려지고 심장의 화가 다스려진다.

불교를 믿지 않는다면 절하는 대상을 부처님으로 한정할 필요는 없다. 어떤 대상이든 좋으며 원망, 질시, 욕심의 대상이라면 더욱 좋다. 참고로 필자는 자녀가 밉고 사이가 좋지 않다는 부모님들에게 아이들이 잠들었을 때 아이들을 대상으로 절을 해보라고 자주 권하고 있다. 자녀에게 바라는 나의 기대와 욕심이 클 때 그것이 충족되지 않으면 자녀가 미워진다. 자녀를 향해 절을 하면서 그런 욕심을 버리면 아이가 예뻐지고 사이가 좋아지는 것이다.

처음에는 108배로 시작하고, 익숙해지면 차차 숫자를 늘려간다. 땀을 흘릴 정도로 하면 절하기는 육체를 단련하면서 정신의 화를 다스리는 훌륭한 절 수행법이 된다.

운동은 꾸준히 해야 하는데 그러려면 재미가 있어야 한다. 운동종목은 본인이 재미를 느낄 수 있는 것 중에서 선택해야 좋다. 또 같은 강도와 속도의 운동도 사람에 따라 심장이나 근육의 운동능력이 다르므로 자신의 체력, 나이 등을 감안하여 운동을 선택하고 운동량을 서서히 늘려나가야 한다. 무리한 운동은 어느 때고 좋지 않다.

《완전한 달리기법》이라는 책을 써서 세계적인 조깅붐을 일으켰던 제임스 픽스가 어느 날 조깅을 하다가 갑자기 죽었다는 이야기가 세간의 화제가 된 일이 있었다. 꾸준히 해왔던 운동도 몸 상태나 나이의 변화에 따라 변화를 주어야지 무턱대고 계속하는 것은 좋지 않다. 아무리 좋은 운동이라도 본인에게 맞지 않으면 독이 된다.

운동시간은 30분~1시간 정도가 좋으며, 운동의 강도가 높을 때는 조금 짧게 하고 운동의 강도가 낮을 때는 조금 길게 한다. 운동빈도는 주 3~5회가 적당하다. 운동을 매일 하는 것은 몸을 피로하게 하고 근육 손상의 위험이 있으므로 주의한다.

등산은 주 1회, 3~4시간씩 높은 산에 오르는 것보다 주 3~4회에 1~2시간 정도 하는 것이 좋다. 높지 않은 산이라면 매일 다녀도 좋다. 걷기는 모든 운동의 바탕이다. 만약 어떤 운동을 하다가 사정이 생겨 운동을 쉬는 경우라도 걷기는 매일 하는 것이 좋다.

일반인들의 평소 심장박동은 1분에 60~80회가 정상이다. 만약 심장박동이 1분에 90~100회 이상인 사람은 심장에 무리가 있는 사람이니 힘든 운동, 특히 조깅과 같은 달리기를 오래하는 것은 좋지 않다. 운동을 하더라도 심장에 무리를 주지 않는 걷기 운동부터 시작해서 서서히 운동량을 늘려나가야 한다. 비만한 사람, 노인은 이 점에 특히 주의하자.

# 출出_<br>참는 것은<br>더 이상 미덕이 될 수 없다

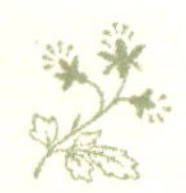

　화나는 일이 자주 있는 사람들에게 일방적으로 계속 화를 참으라고 하는 것은 문제가 많다. 화가 날 때는 무조건 참는 것만이 능사가 아니다.

　화병은 대부분 화를 풀지 못하고 오래 쌓아두는 데서 발생한다. 정신적 화병 환자는 여성들이 남성들보다 압도적으로 많은데, 이것은 정신의 화를 풀 방법이 많은 남성들에 비해 여성들은 화를 풀지 못하고 마음속에 담아두기 때문이다. 즉, 친구나 동료들과 술을 먹거나 대화를 하면서 화를 풀기 편한 남성들에 비해 하소연할 곳도 없는 여성들에게서 정신적 화병이 많이 발생한다.

우울증도 화병과 발생 원인이나 기전이 비슷하다. 우울한 기분이 들었을 때 기분을 풀어주지 않으면 우울감이 심해지고 화가 쌓이며 우울증이란 질병으로 발전할 수 있다. 화병과 우울증은 근본적인 뿌리가 같은 질환이다. 다만 개인의 기질이나 생활환경에 따라 나타나는 증상과 발전 양상이 조금 다를 뿐이니 두 질병은 동전의 앞뒷면과 같은 것이다. 두 질병 모두 화를 풀어주면 낫는다.


## 심기가 불편하면 화가 일어난다

화를 풀어주는 방법을 알기 전에 먼저 심리적인 영향으로 화가 뭉치는 기전을 간단히 정리해보자.

기분이 나쁘거나 마음이 편하지 않을 때 일상적으로 사용되는 말 중에 하나가 '심기가 불편하다' 라는 말이다. 이 말에서 우리는 중요한 인체의 병리현상을 알 수 있다.

사람은 생각을 하여 마음이 움직이면 감정이 나타난다. 그리고 감정이 지나치면 심장의 기운인 심기(心氣)가 불편해지며, 심기가 불편하면 체내의 기가 울체된다. 이 울체된 기는 순환장애를 유발하고 결국 화를 발생시키고 만다.

즉 '많은 생각과 잡념 → 감정의 지나침 → 심기가 불편해지고 울체됨 → 기 순환의 장애 → 심장의 화가 발생' 하는 순서로 진행되는 것이다. 이렇게 발생한 심장의 화는 갖가지 질병을 일으킨다. 이것은 정신적 스트레스가 화를 일으키는 기전을 설명한 것으로 매우 중요한 내용이니 잘 숙지해야 한다.

이것을 치료할 때는 두 가지 방법을 사용한다. 첫째, 화가 심할 때는 먼저 심장의 화를 내려주는 방법을 사용한다. 둘째, 화가 쌓이지 않게 하는 근본적인 치료는 뭉치고 울체된 심기를 풀어주는 것이다.

두 번째 방법인 울체된 심기를 풀어주는 데에는 환자의 심리를 이용하는 방법이 있다. 이때는 환자의 감정을 이용하는데, 주로 분노와 기쁨 두 가지를 사용한다. 먼저 분노를 이용하는 방법부터 살펴보자.


## 화를 돋우어 우울증을 치료한다

화를 내는 것을 분노한다고 한다. 분노는 가장 급격한 감정의 표현이다. 〈동의보감〉에 '분노는 기를 움직여 화를 생기게 한다' 라고 하였으니 분노는 화를 일으킨다. 이 화를 노화(怒火)라고 한다. 자주 화를 내면 화는 더욱 타오르며 질병이 발생하고 생명을 단축시킨다.

이처럼 분노는 화를 일으키므로 화가 쌓여 발생한 질병에 분노를 이용한다는 것은 얼핏 들으면 합당한 이론이 아닌 것처럼 보인다. 이것을 이해하기 위해서 먼저 다음의 고사를 읽어보자.


중국 전국시대에 제나라의 왕은 평소 생각이 많은 탓에 우울증을 앓고 있었다. 왕은 활기가 없었으며 몸이 매우 허약하여 한숨으로 하루하루를 보내고 있었

다. 왕을 진찰한 당시의 명의 문지(文摯)는 단순히 약만으로 왕의 병을 치료할 수
는 없고 마음을 조절하는 방법을 통해 치료가 가능하리라 생각했다. 문지가 사용
한 방법은 분노하게 만드는 격노법이었다.

그는 제나라 왕과 진찰 시간을 정했지만 사흘 연속 가지 않아 왕을 매우 화나
게 만들었다. 또 왕에게 가긴 하였지만 진찰도 하지 않고 신발을 신은 채 왕의
침대에 올라가고 왕의 옷을 마구 밟아댔다. 왕은 황당해 하면서도 아직 화를 내
지 않았고 속히 진찰하라고 명령했다. 그러자 문지는 불손한 말을 내뱉으며 왕에
게 말대꾸까지 하였다. 왕은 군주의 입장으로 이 같은 무례함에 더 이상 참을 수
없었다. 왕은 문지에게 당장 꺼지라고 소리치며 서슴없이 폭언을 퍼부었다. 이렇
게 크게 한번 화를 내고 욕을 해댄 왕은 마침내 마음속의 우울한 기분을 발산시
킬 수 있었다. 며칠이 지나자 왕의 우울증은 완전히 낫게 되었다.


분노는 비록 화를 일으키기만 뭉치고 울체된 심기를 풀어주는 힘 또한
가장 강력하다. 분노를 이용해 꽁하게 뭉친 심기를 발산시켜 우울감을 해
소하는 것은 기분이 우울할 때 매운 것을 먹거나 술을 먹어 기분을 푸는 것
과 같다. 화는 움직임이 활발하므로 이를 이용해 일시적으로 뭉친 기운을
풀어주는 것이다.

격노법은 쌓인 화를 풀지 못하여 우울할 때 한두 번 정도 사용이 가능한
방법이다. 그러나 자주 사용하면 좋지 않다. 평소에 매운 것이나 술을 즐겨
먹으면 화가 쌓이는 것처럼 분노를 자주 하면 화가 더욱 쌓이기 때문이다.

격노법은 내성적이고 소심하여 화를 발산하지 못하고 가슴에 쌓아두는
사람에게 사용하면 일시적으로 좋은 효과가 있다. 그러나 평소에 화를 자

주 내는 사람에게는 사용하면 안 된다.

다듬이질과 참을 인(忍)자

화를 낼 일이 생기면 일단은 참는 것이 좋다. 하지만 화라는 것은 오래 쌓아두면 병이 되므로 많이 쌓이기 전에 풀어주어야 한다. 화를 푸는 방법 중에 하나는 분노를 외부로 표출하는 것이다. 하지만 아무 때나 무조건 화를 내는 것은 좋은 방법이 아니다. 잘못된 분노의 표출은 자신뿐만 아니라 타인에게까지 피해를 주기 때문에 화를 풀 때는 외부환경과 사회생활, 타인에게 지장을 주지 않는 방법을 선택해야 한다.

분노를 밖으로 표출하여 화를 풀면서도 남에게 해를 끼치지 않는 방법 중에 하나가 과거의 여성들이 사용했던 다듬이 방망이질이다. 전기다리미가 없던 시절에 우리 조상들은 옷감을 펴기 위해 다듬이질을 하였다. 어느 날인가 TV에서 전통마을의 동네 아낙네들이 함께 모여 다듬이 방망이질을 하는 장면을 보고 감탄을 한 적이 있다. 과거에 다듬이 방망이질은 단순히 옷감을 펴기 위한 것만이 아니었다는 생각이 들었다.

고된 시집살이를 시키는 시부모, 속을 썩이는 남편, 힘겨운 자식 교육, 어려운 살림살이에 대한 분노의 마음을 다듬이 방망이에 담아 신나게 두드리고 나면 마음이 풀어진다. 방망이 소리와 함께 가슴 속에 쌓인 서운함, 원망, 근심, 걱정과 분노의 화도 풀려 나간다. 딱딱딱 울려 퍼지는 소리는 옷감이 펴지는 소리이자 마음속에 응어리진 화가 풀려나가는 소리였던 것이다. 이 방법은 마음의 화를 푸는 데 매우 효과적인 방법이다.

빨래를 하면서 빨래 방망이를 두드리는 것도 같은 효과가 있다. 다만 리듬을 타면서 입으로 노래를 할 수 있는 다듬이 방망이질이 더 효과적이다. 같은 처지의 사람들이 모여 서로 사정 얘기를 풀어 놓으며 방망이질을 하면 더 좋을 것이다. 세탁기와 세탁소가 빨래를 대신해 주는 현대에는 이런 효율적인 화풀이 방법이 없어져서 안타깝다.

다듬이질처럼 어떤 대상에 감정을 표출하며 화를 푸는 방법을 현대에도 응용하여 좋은 효과를 보고 있다. 방망이로 쿠션을 세게 두드리며 화를 푸는 방법, 폐타이어를 걸어 놓고 야구방망이로 힘껏 내리치는 방법, 권투 글러브를 끼고 샌드백을 치는 것도 아주 훌륭한 방법이다. 땀을 흠뻑 흘릴 정도로 하면 더욱 좋다. 장소만 적당하다면 필요 없는 물건 중에서 접시처럼 깨지기 쉬운 것을 택해 벽에다 던지면서 깨져나가는 모습을 보며 신나 하는 방법도 괜찮을 것이다. 10년 묵은 체증이 단숨에 풀려 내려갈 수도 있다.

'종로에서 뺨 맞고 한강에서 화풀이 한다' 라는 말은 보통 자기가 받은 화를 그것과 상관이 없는 다른 사람이나 다른 것에 푼다는 의미로 사용된다. 그런데 화풀이 대상에 따라 다른 피해를 주지 않는다면 이 방법은 화를 풀어주는 좋은 방법이 될 수 있다. 위에서 소개한 방법들은 남에게 해를 끼치지 않으면서도 운동을 겸해 자신 속의 화를 풀어주는 좋은 방편들이다.

# 소笑 _
# 우울증과 화병의
# 자연치유제

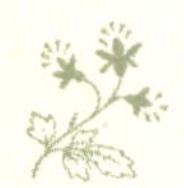

모든 감정은 심장의 기운을 뭉치게 하며, 감정이 지나치면 화(火)가 된다. 여러 감정 중에서 좋은 작용을 하는 것은 오로지 기쁨과 즐거움뿐이다. 〈동의보감〉에서는 이를 두고 '기뻐하면 뭉친 기가 풀어지고 흩어진다. 모든 감정이 심장의 기를 뭉치게 하여 통증을 만들지만 기뻐하면 기가 흩어져 뭉친 것을 풀어주므로 통증을 멈출 수 있다'고 하였다.

기쁨과 즐거움은 울체된 심기를 풀어주고 잘 통하게 만든다. 심기가 잘 통하면 마음이 편안해지고 아픈 통증과 질병이 사라진다. 화가 나서 몸과 마음이 편하지 않을 때 기쁜 일이 있으면 화가 풀어지면서 몸과 마음이 편안해지는 것을 누구나 한번쯤 경험해 봤을 것이다.

기쁨과 즐거움의 감정이 외부로 표출되는 현상이 바로 웃음이다. 잘 웃는 사람은 심장이 안정되고 몸속의 기가 잘 통하여 질병이 없다. 따라서 웃음은 울체된 심기와 뭉쳐 있는 심장의 화를 풀어주어 질병을 예방하고 치료할 수 있다. 스트레스의 화가 만병의 근원이라면 기쁨과 웃음은 만병의 예방약이자 치료약이다.

## 동의보감에도 나오는 웃음치료법

웃음은 기쁜 마음의 표현이며 뭉친 심기를 풀어준다. 웃음을 이용하면 우울증과 화병 같은 정신질환을 예방할 수 있다. 또 이미 질병으로 발전한 사람에게 적극적인 치료법으로 사용하기도 한다. 〈동의보감〉에 나타난 웃음을 이용한 치료법을 살펴보자.

곧 혼인하기로 한 여자가 있었다. 남편 될 사람이 장사하러 떠나서 2년이 지나도 돌아오지 않았다. 이 때문에 그 여자는 밥을 먹지 않고 바보처럼 힘없이 누워만 있었다. 다른 병은 없는데 집안에서 누워있거나 앉아만 있었다. 이것은 그리워하여 기가 뭉쳤기 때문이다. 약으로만 치료하기는 어려우며 기뻐해야 뭉친 것이 풀릴 수 있다. 그렇지 않으면 성내게 해야 한다. 그리하여 내가 감정을 자극하였더니 크게 성내면서 울부짖었다. 6시간쯤 지나서 부모에게 성낸 것을 풀어주라고 한 다음 약 1첩을 먹였더니 곧 먹을 것을 찾았다. 내가 "병이 나아지기는 하였지만 반드시 기뻐해야 완전히 낫습니다"라고 말하고는 남자가 돌아온다고 거짓말을 하였더니 그 이후로는 병이 생기지 않았다.

약혼자를 그리워하다가 심기가 뭉쳐서 우울증으로 발전한 여자에게 일차적으로 사용한 방법은 격노법이다. 격노법은 울체된 기를 풀어주는 데 빠른 효과가 있지만 자주 사용하면 안 된다. 또한 격노법을 한 번 쓴 후에 병의 마무리 치료는 반드시 웃음으로 해야 한다. 오로지 웃음만이 부작용이 없이 심기를 풀어주는 근본적인 치료법이다.

주위에 우울하고 화가 많은 사람이 있다면 적극적으로 웃음을 유도해 기분을 풀어주어야 한다. 웃음을 유도하는 방법 자체는 중요하지 않다. 기분을 풀어주려는 마음과 행위가 중요한 것이다. 〈아마존의 눈물〉이란 프로그램에서 토라져 있는 사람을 간지럼을 태우고 웃게 만들어 기분을 풀어주는 부족의 이야기를 보았다. 참으로 보기 좋은 광경이었다.

남을 잘 웃길 줄 아는 사람은 다른 사람의 화를 풀어주어 병을 치료하는 의사 역할도 한다. 유머가 넘치는 사람은 곧 의사라고도 할 수 있다. 웃음이 넘치는 사회에는 정신질환이 많을 수 없다.

## 웃음은 암도 치료한다

신경을 많이 쓰면 심장의 기운이 뭉치면서 화가 발생하는데 이것은 수많은 질병을 일으킨다. 흐르는 물은 맑으면서 썩지 않지만 고여 있는 물은 불순물이 모이고 더러우며 결국 썩게 된다. 인체도 기가 잘 통하지 않으면 막히고 고여서 덩어리가 생기며 결국 썩게 된다. 그런 경우의 대표적인 예가 바로 종기와 암이다. 기가 체표에서 막히면 종기 같은 피부질환이 발생하며, 체내에서 막히면 종양이 생긴다. 이 중 악성 종양이 바로 암이다.

필자는 암을 설명할 때 '암은 우리 몸속의 풍선과 같다' 라는 비유를 사용한다. 풍선은 바람을 불어 넣으면 커지며 바람을 빼내면 줄어든다. 양의학의 수술요법이나 항암제 치료법은 일시적으로 풍선에 바람을 빼내는 강력한 요법일 뿐이지 풍선 자체를 없애주는 치료법이 아니다. 5년 생존율이니 10년 생존율이니 하는 말은 암 덩어리가 생성되는 원인을 모르면서 단지 눈에 보이는 암 덩어리를 제거한 후에 경과를 지켜보자는 양의사들의 이야기일 뿐이다.

암이 생성되는 원인을 잘 알고 올바른 생활습관을 갖는다면 양방치료를 하지 않아도 암은 빠르게 나을 수 있으며, 나쁜 생활 습관을 개선하지 못한다면 치료 후에도 암은 금방 재발할 것이다. 따라서 암의 치료와 예방에는 암이라는 풍선에 바람을 불어 넣는 원인을 잘 파악하여 그것을 제거하려는 노력이 중요하다.

암을 일으키는 원인은 다양하지만 그 중에 가장 중요한 것은 다음의 것들이다.

❶ 강한 욕망과 정신적 스트레스로 인해 분노·슬픔·고민 등의 감정이 지나쳐 심기가 뭉치고 정신의 화가 많은 것

❷ 고기·밀가루·설탕을 즐겨 먹고 과식·야식하는 식습관으로 육체의 화가 많은 것

❸ 섭취한 음식의 열량만큼 소비하는 육체적 활동이나 운동량이 적어서 기

혈의 순환이 잘 되지 않아 막히는 것

암은 한 가지 원인으로 발생하기보다는 주된 원인에 다른 원인이 함께
섞여 오래 동안 작용하여 발생한다. 그 중에 정신의 화는 모든 암의 발생에
바탕을 이룬다.

웃음은 꽉 막힌 심기를 풀어주어 기의 순환을 돕고 화를 제거한다. 기 순
환이 원활하면 종양 덩어리는 당연히 줄어들게 되므로, 웃으면 암이 치료
된다는 현대의 연구결과는 너무나 당연한 결과이다. 웃을 때는 남 눈치 보
지 말고 크고 시원하게 웃자. 한 번의 큰 웃음이 막힌 기운을 뚫고 몸과 마
음에 큰 활기를 줄 것이다.

# 공空 _<br>마음을 비우면<br>화가 내려간다

　누구나 한 번 쯤은 고민이 많은 사람에게 "마음을 비워라"라고 말해본 경험이 있을 것이다. 많은 고민으로 건강을 해칠까 염려해서 하는 말이다. 인생을 살아가면서 마음을 비우는 것은 정신과 몸의 건강에 매우 중요한 일이다. 개인과 사회, 국가 모두에게 중요하다.

　비록 개인차가 있을지라도 모든 인간에게는 욕심이 있다. 욕심을 채우기 위해서는 생각을 많이 해야 한다. 우리가 하는 생각이란 대부분 사욕에 따른 것이기 때문에 그에 따른 수많은 잡념이 발생한다. 그리고 이 잡념이 마음을 어지럽히고 심장의 화를 일으키며 그러면 정신과 몸 모두의 건강을 잃게 된다. '과욕 → 많은 생각과 잡념 → 심장의 화가 타오름 → 건강을 잃음' 이란 공식을 기억하자. 동양의 선인들이 모든 질병은 마음에서 생긴다고 주장하며 양생법의 첫 번째로 마음 다스리기를 강조한 것은 그 때문이다.

마음을 다스리려면 마음을 비워야 하며, 마음을 비우려면 가장 먼저 과욕을 버리고 잡념을 없애야 한다. 그러면 심장이 안정되면서 심장의 화가 위로 타오르지 않고 아랫배로 내려가 마음도 몸도 건강해진다.

그런데 마음을 비우기 위해서 수많은 방법을 사용해 보지만 마음 비우기의 근본이 되는 '잡념을 갖지 않는 것, 생각을 하지 않는 것'이란 매우 힘든 일이다. 결국은 욕심을 버리기 힘든 것과 같다. 하지만 힘들다고 포기하면 영원히 마음은 비워지지 않는다. 이를 위해 선인들이 사용했던 좋은 방법 중 하나를 소개할까 한다. 사욕과 상관이 없는 다른 한 가지에 생각을 집중하는 것이다.


## 한 가지에 집중하면 욕심이 비워진다

예로부터 생각을 줄이고 잡념을 일으키지 않기 위한 수많은 방법이 등장하였다. 그 중에서도 다른 욕심에 휩싸이지 않도록 마음을 한 가지에 집중하는 것은 언제 어디서나 비교적 쉽게 실행할 수 있는 방법이다. 무엇인가에 정신집중을 하면 다른 욕심이 일어나지 않고 욕심에 따른 번뇌가 없어지며 마음이 비워진다. 단, 마음을 집중하는 대상은 개인의 사욕과는 무관한 것이어야 한다. 이것은 매우 중요한 내용이다.

불교에는 염불에 집중하는 염불수행법, 절에 집중하는 절수행법, 물소리 듣는 것에 집중하는 이근원통 수행법 등과 같은 다양한 수행법이 존재한다. 모두 마음을 한 가지에 집중하는 마음 수련법이자 명상법이다. 도가에서는 호흡을 아랫배에 집중하는 단전호흡법을 사용한다.

종교인이라면 자기가 믿는 종교의 경전을 암송하는 것, 노트에 경전을 수십 번 옮겨 써보며 마음을 가다듬는 것도 좋다. 이 수련을 할 때는 오로지 암송을 하거나 글을 쓰는 행위 자체에 그리고 경전의 내용을 마음에 새기는 데에만 정신을 집중해야만 한다. 마음속에 다른 잡념이 생겨나는 순간 마음 수련의 효과는 없어진다.

일반인들이 간편하고 효과 있게 사용할 수 있는 방법은 소리에 집중하는 것이다. 이때 소리를 듣고 감정의 동요를 일으키면 안 되므로 듣는 소리는 일정한 리듬을 가지면서 무심한 자연의 소리가 좋다. 전통적으로 많이 사용된 것은 냇물 흐르는 소리, 파도치는 소리이다. 필자는 마음이 심란할 때면 1~2시간 정도 냇물 소리를 들으며 마음을 집중해 본다. 다른 생각은 하지 않고 졸졸졸 흐르는 물소리에만 집중을 하고 나면 마음이 편해지면서 화가 가라앉는다. 평소에 자주 하면 더 좋을 것이다.

불교에서는 화두를 들고 명상을 한다. 온 정신을 화두 한 가지에 집중하는 것이다. 화두에 집중하는 그 순간에는 내 마음에 다른 잡념이 일어나지 않고, 잡념이 일어나지 않으면 번뇌가 없다. 그러면서 서서히 의식의 확장이 일어나고 지혜의 문이 열린다.

불교를 믿지 않는 사람이라도 근기가 강한 사람이라면 스스로 사욕과 관계없는 어떤 질문을 던지고 거기에 생각을 집중하는 명상법을 해보는 것이 좋다. 예를 들면 '나는 누구인가' '마음이란 무엇인가' '자연이란 무엇인가' 같은 질문이다.

## 호흡으로 화를 조절한다

호흡은 단순히 산소와 이산화탄소의 교환이 아니다. 체내에는 장부의 기초대사 작용으로 발생한 열기 많은 탁한 기운이 있고, 외부의 대기는 그에 비해 서늘하고 맑다. 호흡을 하면 체내의 열기와 외부 냉기의 교환이 이뤄지며, 그에 따라 체온조절의 역할도 한다.

인체는 더워지면 호흡이 급해진다. 운동을 하거나 열병에 걸려 체온이 상승하면 호흡이 빨라지는 것은 체열을 식히기 위한 생리현상이다. 더운 여름에는 조금만 움직여도 호흡이 급해지나 추운 겨울에는 그렇지 않다. 체질적으로 열이 많은 사람은 호흡이 빠르고 거칠다. 아이들은 열이 많아서 어른들보다 호흡이 빠르고 급하다. 이처럼 체열과 호흡은 관련이 깊다.

호흡의 체열조절 작용은 체내의 화를 조절하는데도 효과적이다. 일반인도 이런 작용을 쉽게 체험할 수 있다. 열 받는 일이 있거나 화가 날 때는 내쉬는 숨을 길게 하여 체내의 열기를 충분히 내보내고, 들이쉬는 숨은 강하고 짧게 하되 아랫배까지 깊게 들이쉰다. 이것을 몇 번 반복하면 화가 가라앉는 것을 느낄 수 있다.

화가 많은 사람, 잠이 오지 않을 때, 신경성 고혈압·신경성 두통이 있을 때는 들이쉬는 숨보다 내쉬는 숨을 길게 내뱉는 방법을 써 보자.


## 복식호흡은 운동 후에 하라

화는 정신의 화와 육체의 화로 구분한다. 둘은 서로 상호작용을 하지만 근본원인이 되는 것이 있다. 이에 기준하여 화를 조절하는 호흡법도 두 가지로 나눈다.

먼저 육체의 화가 많은 사람에게는 유산소 운동을 통한 빠르고 거친 호흡이 효과적이다. 땀을 흘리며 거친 호흡을 하고 나면 몸의 열기가 밖으로 배출되어 화가 쌓이지 않는다(서구식 식생활을 하는 사람들은 유산소 운동의 빠르고 거친 호흡이 필수적이다).

이에 반해 정신적 화가 많은 사람은 깊은 호흡으로 심장의 화기를 아랫배까지 끌어내리는 복식호흡이 효과적이다. 채식을 하는 수행자는 복식호흡만으로도 화기를 다스릴 수 있다.

그런데 현대의 정신노동자들은 육식을 하면서도 정신적 스트레스가 많으니 어떤 방법이 좋을까? 육체의 화가 많을 때는 복식호흡만으로 화를 끌어내리기가 어렵다. 따라서 먼저 유산소 운동을 통해 육체의 화를 줄인 다음 복식호흡을 해야 한다. 육식을 하는 사람은 단전호흡만 하기보다 유산소 운동을 병행해야 하는 것이다. 일부 단전호흡 단체에서 본격적인 호흡 수련에 앞서 '기체조' 라는 운동을 하는 것도 같은 맥락이다. 그런데 육체의 화가 많은 현대인에게 기체조는 화를 배출하는 작용이 유산소 운동보다 부족하다. 따라서 기체조만을 한다면 조금 오랜 시간을 하여 유산소 운동만큼 충분히 땀을 흘리는 것이 좋다.

## 마음을 내려놓는 호흡법

체내의 화기를 조절하는 호흡의 힘과 마음을 고요하게 만드는 명상의 힘이 결합된 것이 단전호흡이다. 단전호흡은 호흡법과 명상법이 합해진 수련법이다.

불교에서도 호흡법을 사용한다. 석가모니 부처님이 깨달음을 위한 수행의 방편으로 행한 것이 바로 호흡과 명상이다. 부처님의 호흡과 명상법은 태국, 스리랑카로 전해져 남방불교의 수행법을 이루었다. 위빠사나 수행법으로 알려진 것이 그것이다. 위빠사나에서는 수행 첫 단계의 마음 집중법에 호흡을 사용한다. 호흡에 집중하는 것이 마음을 한 가지에 집중하는 데 매우 편리하기 때문이다. 그런 집중을 통해 정신의 해탈을 이루려고 노력한다.

그에 비해 도가의 단전호흡은 호흡을 단전에 집중하여 건강체를 이루고 불노장생을 꿈꾼다. 이것은 불교와 도가 호흡법과의 큰 차이점이다.

## 단전호흡이 심장의 화를 내린다

단전호흡의 방법은 간단하다. 호흡을 길고 느리게 하면서 모든 정신을 배꼽 밑의 단전에 둔다. 숨을 들이쉴 때는 지금 들이쉬는 이 숨이 단전으로 들어간다는 생각을 가지고 숨을 내쉴 때는 지금 내 쉬는 이 숨이 단전에서 나간다는 생각을 갖는다. 호흡과 동시에 정신을 단전에 집중하지 않으면 단전호흡이 아니다.

모든 의식을 호흡과 단전에 집중하는 이유는 체내의 기가 나의 의식, 즉 마음을 따라 운행될 수 있기 때문이다. 즉 마음을 몸의 어느 한 곳에 두고 호흡을 하면 호흡의 기가 마음의 기인 심기(心氣)를 따라 마음을 두는 그곳까지 간다. 예를 들면, 엄지손가락에 생각을 집중하고 기가 그곳으로 간다고 생각하며 호흡을 하면 많은 기가 엄지손가락으로 향한다. 마찬가지로 단전호흡은 단전이란 부위에 생각을 집중하면서 호흡하여 단전에 기를 모으는 호흡법인 것이다.

호흡을 하면서 아랫배에 생각을 집중하는 이유는 아랫배는 차가워지기 쉽기 때문이다. 단전호흡을 통해 심기를 모으고 심장의 화기를 아랫배까지 끌어내리면 아랫배를 따뜻하게 만들 수 있다. 단전호흡은 육체적으로는 아랫배를 따뜻하게 만드는 호흡이며, 정신적으로는 심장의 화를 끌어내리고 정신을 안정시키는 명상법인 것이다. 심장의 화기와 아랫배의 냉기를 동시에 다스릴 수 있는 최고의 건강법이다.

심장에 화가 쌓여 정신적 화병이 있는 사람들에게 단전호흡은 좋은 치료법이다. 불쑥불쑥 화기가 치솟을 때, 화가 나는 일을 당했을 때에는 순간적으로 치솟는 화를 참으며 조용히 숨을 깊게 들이쉰 후 길게 내쉬면 화가 가라앉는다. 평소에 이 방법을 자주 수련하면 화병을 치료할 수 있다. 아울러 심리적인 안정을 찾고 일상생활에 잘 적응하는 데 큰 도움을 준다.

또 한 가지, 아랫배에 마음을 집중하는 호흡법은 의식이 집중되는 목표 지점에 따라 단전호흡, 기해호흡, 석문호흡, 명문호흡 등으로 다양하다. 단전호흡은 그 호흡법들을 대표하는 명칭일 뿐이니 일반인들은 단전의 위치가 정확히 어디인가 하는 것에 얽매일 필요가 없다. 단지 배꼽을 중심으로 그 아래 부위이면 된다. 필자는 적극적인 수행자가 아닌 일반인들에게는 배꼽호흡을 권하고 싶다. 배꼽에 의식을 집중하고 배꼽으로 숨이 들어갔다 나갔다 한다고 생각하며 호흡하는 배꼽호흡(태식법)은 가장 부작용이 적으면서도 간편한 호흡법이다.

## 단전호흡을 할 때 반드시 알아둬야 할 점

머리를 많이 쓰는 사람은 심장의 화, 정신의 화가 많다. 따라서 마음을 고요하게 하고 깊은 호흡을 통해 심장의 화기를 아랫배로 끌어내리는 단전호흡이 마음을 안정시키는 데 효과적이다. 실제로 단전호흡을 통한 명상법으로 효과를 본 사람들이 매우 많다.

그런데 단전호흡을 건강차원에서 조금씩 하지 않고 적극적으로 수행하겠다는 사람은 주의할 점이 있다. 바로 음식조절과 감정조절을 해야 한다는 것이다.

단전호흡을 하는 사람은 첫째, 화가 많은 음식인 고기·생선·매운 것을 금지해야 한다. 단전호흡은 심장이 안정된 상태에서 호흡을 해야 심장의 화기가 아랫배로 잘 내려온다. 그런데 화가 많은 음식을 먹으면 심장을 동요시켜 화기를 아랫배로 끌어내리는데 장애가 발생한다. 심지어 기가 내려오지 않고 도리어 역상하는 상기병을 일으키기도 한다.

둘째, 찬 음식과 익히지 않은 생것도 피해야 한다. 이 음식들은 아랫배에 냉기를 쌓기 때문에 아랫배를 따뜻하게 만들려는 단전호흡의 목표를 방해한다.

셋째, 감정을 조절해야 한다. 감정은 마음을 동요시키고 심장의 화를 일으켜 기를 역상시키기 때문에 단전에 기를 모으기 힘들다. 마음의 화를 다스리지 못한 채 억지로 단전호흡을 하면 화가 폭발할 수도 있다. 그러면 심장과 폐에 무리를 주고 질병을 일으킨다.

이 같은 내용은 서구식 식생활에 익숙한 현대인이 단전호흡을 할 경우에 적용되는 항목이다. 적극적인 단전호흡 수행자는 이 점을 명심해야 한다. 만약 음식조절, 감정조절을 못하면서도 단전호흡을 하겠다는 사람은 먼저 충분한 유산소 운동으로 화를 줄인 다음 단전호흡을 해야 한다.


## 사례 6. 마음공부를 했는데 불면증이 생겼다고?

단전호흡으로 심장의 화기를 아랫배로 끌어내릴 때는 주의할 점이 있다. 정신의 화가 아주 심각할 때는 육체의 화도 빠르게 반응한다. 따라서 먼저 유산소 운동을 하여 육체의 화를 배출한 다음에 단전호흡을 해야 한다. 그렇지 않으면 부작용이 발생할 수도 있다.

승찬(가명, 22세) 씨는 2년 간 사귄 여자친구에게 이별을 통보 받은 후 실연의 충격으로 한 동안 식음을 전폐하다가 마침내 마음 다스리기를 시작한 경우였다. 명상을 하는 지인의 소개로 단전호흡을 배우기 시작했는데, 이후 이상증상이 나타났다며 한의원을 찾아온 것이었다.

"명상과 호흡을 시작한 이후로 불면증이 생기기 시작했어요. 처음에는 다시 실연의 상처가 재발한 건가 싶었는데, 조금 지나니 숨이 차고 천식발작도 일어나게 됐어요. 뭔가 이상하다 싶어서 왔죠."

승찬 씨는 정신의 화가 매우 심한데 화를 배출하지 않은 상태에서 성급하게 단전호흡부터 한 것이 문제였다. 이런 경우에는 유산소 운동을 통해 화를 배출해줘야 한다. 육체의 화를 다스리지 않고 마음의 화만을 다스리기는 참으로 어려운 일이며, 승찬 씨처럼 부작용이 나타날 수도 있다.

필자는 먼저 유산소 운동을 하여 땀을 충분히 흘린 다음 단전호흡을 해보라고 권유하였다. 그 후 얼마 뒤 승찬 씨에게 불면증과 천식이 사라지고 마음도 안정되었다는 전화를 받았다.

# 압壓 _
# 발을 만져주면
# 화가 내려간다

"발은 제2의 심장이다"라는 말이 있다. 발을 사용하여 운동을 하면 심장을 강화하고 혈액순환을 촉진할 수 있다는 뜻이다. 운동이 부족한 현대인에게 매우 중요한 말이다. 그런데 한의학의 발에는 더욱 큰 의미가 포함되어 있으며 쓰임새도 넓다.

## 발에도 오장육부가 있다

오장육부는 신체 전반의 각 기관과 유기적인 연결관계를 가진다. 얼굴·

복부·등·손·발 모두가 오장육부에 연결되어 있으며, 각 기관 하나에도 오장육부가 연결되어 있다. 예를 들어 손에만 침을 놓아 질병을 치료하는 수지침, 귀에만 침을 놓는 이침이 가능한 것도 그 때문이다. 즉 손에도 오장육부가 모두 있고, 귀에도 오장육부가 모두 있다.

이것은 발도 마찬가지이다. 발에도 오장육부가 모두 있기 때문에 발에만 침을 놓는 족침도 있으며, 발바닥만 자극해도 오장육부가 모두 자극을 받는다. 이런 의미에서 요즘 유행하는 발마사지는 의미가 크다.

물론 운동하면서 발을 자극하는 것보다는 못하지만, 발마사지는 바빠서 운동할 시간이 없는 사람들이 단시간에 피로를 풀고 순환을 도울 수 있는 방법이다.

한편 발 전체를 마사지하는 발마사지 외에 한의학에서는 용천혈이란 경혈을 사용하여 화병의 치료에 응용하고 있다. 용천혈은 신장 경락에 속하며 이름 그대로 샘물이 용솟음치는, 즉 신장의 샘물이 치솟아 오르는 경혈이다.

용천혈은 족심, 즉 발바닥 가운데 위치해있다. 용천혈을 문질러주고 지압하면 신장의 수기가 상승해 심장의 화기를 억눌러 마음이 가라앉고 편안해지며 화병을 치료한다.

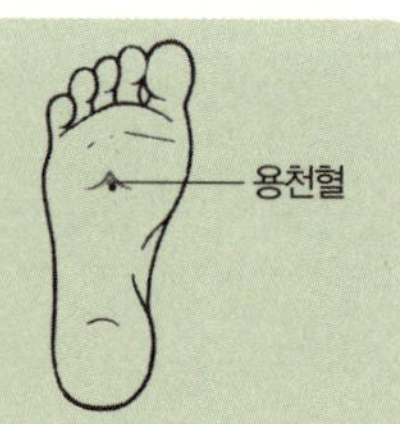

용천혈을 자극하면서 발마사지를 하면 신장의 수액이 왕성하게 위로 상승한다. 이때 위로 상승한 수기가 심장의 화기를 꺼주는데 그러면 화가 가라앉고 병이 제거된다. 마음을 안정시키면서 화병을 치료하는 데는 용천혈 마사지가 매우 효과적이다.

이 방법을 적극적으로 사용했던 사람은 조선의 퇴계 이황 선생이다. 평소 몸이 허약했지만 학문에 정진했던 퇴계는 심장의 화기로 인한 질병이 많았다. 퇴계 선생은 《활인심방》과 같은 책을 보면서 도인체조를 하기도 했지만 몸이 아플 때마다 자주 사용했던 방법은 용천혈 마사지였다. 퇴계 선생의 글을 보자.

용천혈은 족심에 있습니다. 모든 맥이 모이는 곳으로 심장을 주재합니다. 무릇 열이 발생하는 것은 모두 심장의 화가 위로 타오르고 신장의 수가 아래로 가라앉기 때문입니다. 가슴 이상의 열, 감기로 인한 열, 마음을 써서 생긴 열, 더위 먹어 생긴 열을 불문하고 열이 발생하면 즉시 자신의 손으로 양측 족심을 마찰합니다. 혹은 두발을 서로 마주 비빕니다. 피곤함을 느낄 때는 든든한 머슴으로 하여금 마찰하게 하여도 좋습니다. 반드시 수 천 번을 마찰하여 몸에서 두루 땀이 나와 흐를 정도로 되면 비록 들불 같은 기세라도 일시에 평온함을 느낄 정도입니다. 이 방법은 열을 치료할 뿐만 아니라 부종을 치료하는 데도 좋아 백가지 병을 치료할 수 있습니다. 그러나 사람들이 이것을 굳게 믿어 써 보는 이가 적습니다. 저는 몸에 쌓인 열이 있어 매번 문득 발작하여 심하면 즉각 이 방법을 씁니다.

—퇴계가 그의 넷째 형님에게 보낸 편지

퇴계 선생의 설명은 매우 세심하지만 용어가 조금 어렵다. 정리하면 다음의 내용이다.

❶ 발바닥은 모든 맥이 모이는 곳이며 발바닥의 가운데에는 용천혈이 있다.

❷ 모든 열은 심장의 화기가 왕성하기 때문이다. 용천혈을 마사지하면 신장의 수기가 상승하여 심장의 화기를 꺼주기 때문에 화를 제거할 수 있다. 이것은 물로써 불을 끄는 자연의 이치와 같다.

❸ 용천혈 마사지는 신경을 많이 써서 발생한 심장의 화를 치료할 뿐만 아니라 감기, 더위 먹어 생긴 열, 부종을 치료한다. 기가 순환이 되면 여러 가지 질병을 모두 치료할 수 있다.

❹ 발마사지는 자신이 해도 되고 남이 해주어도 된다. 열이 심할수록 마사지를 오래하며 땀이 조금 흐를 정도로 한다.

이외에도 한의서에는 꾸준히 용천혈 마사지를 하면 허리와 다리의 힘을 강화시키며, 허리와 다리가 붓고 아픈 각기병을 치료하고, 감기를 예방하는 데도 효과가 있다고 적혀있다.

한편 걷는 것, 뛰는 것도 발바닥과 용천혈을 자극하는 데 강력한 작용을 한다. 하체운동이 화를 내리고 순환을 시켜주는 것이다. 현대는 하체운동이 절실한 시대이다.

젊은 여성들이 좋아하는 하이힐은 문제점이 많은 신발이다. 뒤굽이 높은 구두를 신고 걸으면 용천혈이 바닥에 닿지 않아 용천혈을 자극하는 걷기의 운동효과가 없다. 오히려 높은 굽으로 인해 척추가 휘면서 허약해져 요통이 생기는 등의 부작용이 많다. 발뒤꿈치가 들려서 발의 앞부분이 체중의 하중을 많이 받기 때문에 발가락의 변형과 통증도 심하고 종아리 뭉침과 그로 인한 순환장애도 많다. 하이힐만큼 높지 않은 구두들도 뒤꿈치가 높은 것들이 대부분이다.

아이들의 양육과 살림살이에 바쁘고 지친 부인들, 맞벌이를 하느라 고달픈 부인들에게 남편들이 해주는 발바닥 마사지는 최고의 선물이 될 수 있다. 거칠어진 발바닥을 마사지해주면 부인들의 피로가 풀어지며, 용천혈을 지그시 누르고 자극하면서 건네는 따뜻한 한 마디에 부인들의 화가 저절로 풀려나간다.

필자는 아내의 말투가 약간 거칠어지거나 힘들어하는 기미를 보이면 대꾸하지 않고 조용히 발마사지를 해준다. 이것은 실패한 적이 거의 없는 효과만점의 방법이다. 어느 유행가 가사처럼 젖은 손이 애처로워 살며시 잡아보며 안타까워하기보다는 거칠어진 발바닥을 손수 마사지해주는 것이 10배 이상 효과적인 방법이라 자신할 수 있다.

이런 방법을 응용해 요즘은 아이들의 발도 마사지해준다. 무거운 책가방과 학업에 지친 아이들에게 발바닥 마사지를 해주며 격려의 말을 전하면 아이들에게 특별한 감동과 함께 큰 힘을 줄 수 있다는 경험을 하곤 한다.

처음에는 약간 쑥스러울 수도 있지만 일단 한번 시도를 해 보시라. 그 위
력을 금방 느낄 수 있으며 그럼 곧잘 할 수 있다. 시작이 곧 반이다.

# 수시로 하면
# 화가 풀어지는
# 요법들

침은 음식물을 잘 씹어지게 하면서 목구멍으로 쉽게 넘어가게 한다. 소화를 돕고 살균하는 작용도 있다. 그런데 한의학에서는 그보다 더 큰 의미를 부여하고 있으며, 옛사람들은 침은 단 한 방울이라도 입 밖으로 뱉으면 안 된다고 하였다. 왜 그랬을까?

혀는 심장에 속한 기관이며, 침은 신장의 수액이다. 혀 밑에서 침이 분비되는 것은 신장의 수액이 상승하여 심장의 화를 식혀주는 것을 나타내는 중요한 생리기능이다.

매운 것을 먹어서 입안에 열이 나면 물을 먹는다. 하지만 물이 없다면 본능적으로 침을 모아 입안을 휘저어 열을 식히고 삼키게 된다. 매운맛의 불을 물로 끄는 생리현상이다. 만약 침을 자주 뱉는다면 신장의 수액이 부족해지고 그럼 심장의 화가 더욱 타오른다. 따라서 옛사람들은 침을 뱉지 말라고 한 것이다.

입안에 침이 모자라 입이 마르는 증상은 왜 발생하는 것일까? 이것은 심장의 화기가 너무 왕성하여 침과 같은 수액을 모두 증발시켜 버리기 때문이다. 화가 많아서 발생한 당뇨병, 고혈압 환자는 모두 입이 마른다. 이런 질병이 아니더라도 화가 나는 일이 있거나 마음이 다급해지면 입이 마르는 것은 누구나 경험하는 일이다. 평소에 입이 자주 마르는 사람은 자신의 심장의 화가 왕성해지고 있다는 것을 자각해야 한다. 그럴 때 혀를 휘저어 입안에 침을 모아 자주 삼켜주면 화를 끄는 데 좋은 작용을 한다(75쪽 수 양제의 고사를 다시 한 번 읽어보라). 화가 없는 사람도 평소에 침을 모아 자주 삼키면 신장의 수액을 보충하고 심장의 화를 다스리는 데 좋다.

침 삼키기의 또 다른 효과 중 하나는 공복감을 해소하는 것이다. 〈동의보감〉에는 '배고파 죽을 것 같을 때는 입을 닫고 혀로 아래윗니를 저어서 침을 나오게 하여 삼킨다. 하루에 360번 삼키면 좋고, 점점 익혀서 1000번에 이르면 저절로 배고프지 않게 된다. 3~5일이 지나면 약간 피로하지만 시간이 지나면 점점 몸이 강해지고 가벼워진다' 라고 하였다.

옛 도인들이 하루 종일 음식을 먹지 않아도 배고프지 않은 것은 단전호흡으로 단련하면서 침 삼키기를 자주 하였기 때문이다. 일반인들이 이것을 이용하면 비만의 예방과 치료에 도움을 줄 수 있다. 밥을 오래 씹으면 타액이 많이 나오는데, 이는 공복감과 갈증을 없애고 빠른 포만감을 주는 침 삼키기의 효과를 나타낸다. 때문에 비만이라면 오래 씹어 먹는 것이 좋다.

## 노래를 부르면 화가 배출된다

정신적 화병은 스트레스를 풀지 못하고 혼자 끙끙 앓을 때 발생한다. 혼자서 근심 걱정, 고민하며 어떤 상대와 의논하거나 말을 하지 않으면 화가 크게 쌓이는 것이다. 반대로 입 밖으로 말을 많이 하면 화를 내보낼 수 있다. 화가 쌓일 때면 마음에 맞는 친구를 만나 실컷 수다를 떠는 것도 정신안정에 도움이 된다.

그런데 말하기보다 더 효과적인 방법은 호흡과 소리를 결합시키는 것이다. 숨을 빠르고 깊게 들이 쉰 후 길게 내뿜으면서 어떤 소리를 내면 가슴속 화를 내보내는 데 특히 효과적이다. 이런 원리는 모르더라도 우리는 생활 속에서 이 방법을 자주 사용하고 있다. 예를 들면, 근심 걱정이 있을 때 "휴우-" 하고 소리를 내며 길게 한숨을 내쉬면 가슴이 조금 시원해진다. 산에 올라 "야-호-" 하고 크고 길게 외치면 막혔던 것이 뻥 뚫리고 마음이 후련해진다. 이것은 호흡과 소리의 효과이다.

이런 이치로 노래 부르기는 훨씬 강력한 작용을 한다. 노래를 부를 때 보면 박자에 맞추어 숨을 짧고 강하게 들이쉬면서 소리를 내며 숨을 길게 내뿜는 것을 알 수 있다. 이것을 통해 자신도 모르게 가슴 속의 화가 발산되는 것이다. 때문에 열 받는 일이 있을 때 노래를 실컷 부르고 나면 열이 식는다.

다른 나라에 비해 우리나라에서 유난히 노래방 문화가 발달한 것도 화가 많은 국민적 특성이 한 이유를 차지한다. 노래를 부르고 나면 가슴이 시원해진다는 체험이 노래방 문화로까지 발전한 것이다. 노래 부르기는 즐기면서 화를 배출할 수 있는 간편하고 효과적인 방법이다. 정신적 화병의 예방과 치료에도 매우 좋다.

말하기와 노래 부르기의 정신안정 효과를 많이 응용하는 곳은 종교이다. 불교의 염불수행이나 경전독송, 기독교의 기도문 외우기, 통성기도, 찬송가를 부르는 것이 이에 해당한다. 이들은 정신을 안정시키고 마음을 평화롭게 만든다. 결국 화를 안정시키는 것이다. 거기에 정신을 조금 더 집중한다면 정신수행의 한 방편이 된다.

열을 받거나 화가 날 때는 큰소리로 노래를 불러보자. 특히 사회적으로 남성들에 비해 화를 풀 수 있는 방법이 적은 여성들에게 노래 부르기를 적극 권유하고 싶다.


## 열을 몸 밖으로 내보내는 여섯 가지 소리

호흡과 소리는 질병의 치료와 예방에도 사용할 수 있다. 한의학에서는 몸속의 탁한 기운과 열을 내보내기 위해 오장육부에 반응하는 여섯 가지 소리를 내도록 하는 방법을 쓴다. 그것이 '육자결(六字訣)' 이다.

간단히 설명하면, 간에 뭉친 일체의 열기를 제거할 때는 "쉬—" 소리를 내고, 심장의 열기를 배출 할 때는 "커허–" 소리를 내고, 비위의 열기를 배출할 때는 "후우–" 소리를 내고, 폐의 열기를 배출할 때는 "스–" 소리를 내고, 신장의 열기를 배출할 때는 "취–" 소리를 낸다. 인체의 상중하 모두의 열기를 내보낼 때는 "희–" 소리를 낸다.

육자결을 할 때는 먼저 숨을 들이마실 때에는 코로 천천히 들이마신다. 그리고 입으로 숨을 내쉬는데 당연히 들이쉬는 숨보다 내쉬는 숨을 길게 하면서 여섯 글자에 해당하는 소리를 낮고 길게 발음한다. 숨을 들이마실 때에는 맑고 새로운 생명의 기운이 들어온다고 생각하고, 내쉴 때에는 해당하는 장부에 쌓인 탁기와 열기를 모두 내보낸다는 생각을 가지고 실행해야 효과가 좋다. 여러 임상실험 결과 육자결을 하고난 다음에는 피실험자의 체표온도가 내려감이 확인되었다.

질병이 없는 사람들도 평소에 육자결을 하면 화가 쌓이지 않으므로 건강에 좋다. 이때는 여섯 가지 소리를 한 번씩 돌아가면서 내며, 몇 번 반복해서 시행한다.

# PART 07

# 화의 시대에는
# 냉병도 많다

# 화병과
# 냉병은
# 함께 온다

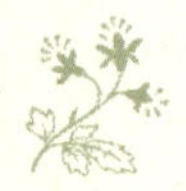

　　요즘 일본의 몇몇 의사들이 제기한 '체온면역력'이란 건강법이 주목을 받고 있다. 인체의 저체온증이 작게는 여성의 수족냉증이나 생리불순을 일으키고 크게는 암, 알레르기 같은 난치병을 유발한다는 가정 하에 체온을 높여 질병을 예방하고 치료한다는 내용이다. 반신욕으로 유명한 냉기제거 건강법도 같은 의미를 담고 있다.

　　임상에서 살펴보면 현대인들은 냉기로 인한 질병이 매우 많다. 이것은 단순한 냉기 질환부터 각종 난치병에 이르기까지 다양하게 나타난다. 따라서 체온을 높여 질병을 치료한다는 것도 일견 타당하게 보일 수 있다. 그런데 한의학적 관점에서 체온면역력은 몇몇 내용에서 동의하기도 하지만 허점 또한 많은 방법이다. 막연히 따라하다가는 또 다른 질병을 유발할 수도 있다. 그 허점이란 인체의 기 순환을 제대로 모르면서 무리하게 양의학과 접목시켜 발생한 것이다. 체온면역력 건강법을 적용하기 이전에 먼저 한의학의 기 순환에 대해 잘 알아야 한다.

현대인은 냉기병이 많다. 아울러 냉기가 심할 때는 화기를 더욱 부추기는 심각성도 있다. 간단히 생각할 때 냉기와 화기는 서로 반대되는 성격으로 상호 견제를 한다. 따라서 화기는 냉기로 억제하고 냉기는 화기로 억제하는 것이 원칙이다. 그런데 왜 냉기가 심해지면 화기를 심하게 만든다고 하는가? 또 화병이 많은 시대에 왜 냉기병도 많은 것인가? 이것을 정확히 이해해야 화병과 냉병을 동시에 예방하고 치료할 수 있으며 근본적인 치료가 가능하다. 이 내용은 현대인들에게 가장 필요한 내용이 될 것이다.


## 화기는 내려가고 수기는 올라가는 생리법칙

인체 내의 가장 기본적인 기 순환은 화기와 냉기의 순환이다. 화기와 냉기는 서로 어울려 힘의 균형을 이루고 조화로워야 순환이 순조롭고 인체가 건강하다. 만약 힘의 균형이 깨어지면 질병이 발생하고 만다. 여기에서 중요한 것이 심장과 신장이다. 체내의 화기는 가슴에 모이는데 심장이 관리하며, 냉기는 아랫배에 모이는데 신장이 관리한다(앞에서 설명했듯이 냉기를 대표하는 것이 수기이므로 이후로 냉기는 수기로 표현하겠다).

상부에 있는 심장의 화기와 하부에 있는 신장의 수기가 서로 순환하는 것은 자연을 살펴보면 간단히 알 수 있다. 하늘의 따뜻한 태양빛이 아래로 내려와 대지를 덥히면 대지의 수분이 증발하여 구름을 이루고 구름은 비를 내려 다시 대지를 적시고 만물을 기른다. 이것은 자연의 기 순환이다.

인체에서 심장은 태양과 같고 신장은 수분을 조절한다. 심장의 화기가 아래로 내려와 아랫배를 따뜻하게 데워주면 신장의 수분이 증발하여 수기가 되어 상승한다. 그리고 상승한 수기는 심장의 화기가 너무 뜨겁지 않도록 식혀준다.

자연의 단순한 기 순환에 비해 살아있는 생물로서 인체의 기 순환은 매우 다양하게 나타난다. 하지만 가장 기본적인 기 순환은 이처럼 심장의 화기는 하강하고 신장의 수기는 상승하는 것이다. 이것을 간단히 수승화강(水升火降)이라고 표현한다. 한의학에서 건강체는 수승화강이 원활하게 이루어지는 사람이다.

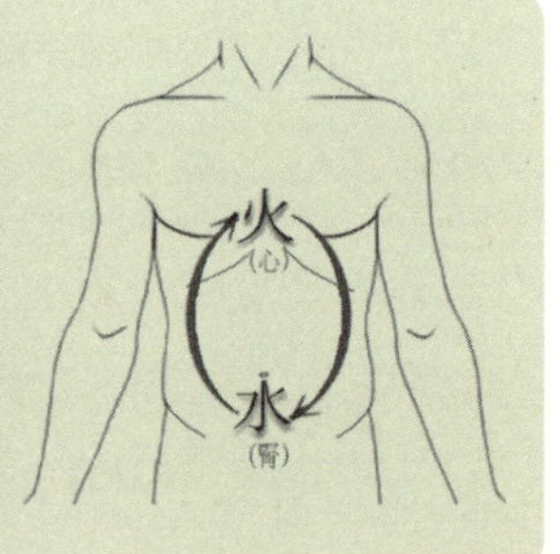


자연의 햇빛은 따뜻하게 대지를 비추고 대지의 수분은 증발되어 상승한다. 이처럼 화기는 하강하고 수기는 상승하는 것이 기 순환의 기본 법칙이다.
인체 또한 가장 자연스런 기의 순환은 심장의 화기가 하강하여 아랫배의 신장의 수기를 데우고 증발된 신장의 수기가 상승하여 심장의 화기를 식혀주는 것이다. 수승화강이 잘되는 사람이 가장 건강하다.

만약 어떤 원인으로 심장의 화기가 하강하지 못하거나 신장의 수기가 상승하지 못하면 질병이 발생한다. 즉 화기가 아래로 내려오지 않고 위로만 치솟으면 화병이 발생하고, 수기가 상승하지 않고 아래로 가라앉으면 냉병을 일으키는 것이다.

심장의 화기가 하강하지 못하는 가장 큰 이유는 심장이 너무 뜨거워져서 정상 생리기능을 잃었기 때문이다. 그러면 화는 심장의 통제에서 벗어나 상승하는 화의 본성을 드러내고 결국 화병이 발생하게 된다(이 부분은 앞에서 충분히 설명하였다).

신장의 수기가 상승하지 못하는 가장 큰 이유는 아랫배에 냉기가 너무 심하게 쌓여서 수기가 얼어붙었기 때문이다. 수기가 얼어붙어 얼음처럼 단단해지면 증발하여 상승하기 어렵고 결국 냉병을 일으킨다. 또한 그렇게 되면 수기가 상승하여 심장의 화를 제어하지 못하게 되니 심장의 화도 더욱 심해진다. 이 점이 매우 중요하다.

정리해보자. 수승화강이 원활하지 못하면 기 순환에 장애가 발생하여 상부는 더 뜨거워지고 하부는 더 냉해진다. 이것이 만병의 근원이다. 그에 대한 해결책은 심장은 불타지 않게 하고, 아랫배는 얼어붙지 않게 하는 것이다. 조금 어렵더라도 여러 번 읽어서 이 내용을 잘 이해하자. 대중들에게 이 내용을 알리는 것이 이 책의 주된 목적이다.

한의학에는 복무열통(腹無熱痛)이란 격언이 있다. 배가 따뜻하면 복통이 없다는 뜻이니, 반대로 배는 차가우면 복통이 많아진다는 이야기다. 즉, 배가 따뜻해야 소화가 잘 되고 건강하다는 것이다.

또한 배는 오장육부를 담고 있어 인체의 기 순환에도 큰 역할을 담당한다. 그 중 아랫배는 수기를 조절하면서 화기를 견제하는 신장이 있는 곳으로, 체내의 모든 냉기(수기)가 모이는 곳이기도 하다. 때문에 아랫배가 따뜻해야 신장의 수분이 잘 증발되고 기 순환이 원활할 수 있다. 반면 아랫배가 차가우면 수분의 증발이 잘 안 되어 정체되며 냉기가 심할 경우 얼어붙게 된다. 그것을 냉적(冷積)이라 한다. 아랫배의 냉적은 저체온증을 일으켜 면역력을 저하시키는 근본원인이다.

〈동의보감〉에는 '뱃속이 늘 따뜻한 사람은 자연히 모든 질병이 생기지 않고 혈기가 왕성해진다' 라고 하였다. 이 말은 아랫배가 따뜻하면 건강하고 질병이 없다는 뜻이다. 반대로 아랫배가 차가우면, 즉 아랫배에 냉적이 생기면 기 순환을 방해하여 만병의 근원이 될 수 있다는 뜻이기도 하다.

따라서 시중의 건강법 중 '몸이 따뜻해야 건강하다' 는 것은 '아랫배가 따뜻해야 건강하다' 로, '체온을 높이면 질병이 치료된다' 는 것은 '아랫배를 따뜻하게 하면 질병이 치료된다' 로 바꾸어 이해해야 한다. 이런 내용을 모르고 무작정 몸을 따뜻하게 하고 체온을 높이려 한다면 자칫 심장의 화를 부추겨 화병을 일으킬 우려가 있으니 명심하자.

# 냉장고 문화가
# 냉병을 만든다

현대의 냉기병은 음식으로 인해 발생하는 경우가 가장 많고 심각하다.
그리고 그 중심에는 냉장고 문화가 자리 잡고 있다. 왜 그럴까?

냉장고의 역할은 음식을 신선하게 장기간 보관하는 것이다. 보통은 식품
을 냉장보관하다 꺼내어 조리해 먹지만, 개중에는 요리하지 않고 바로 먹
는 음식들도 있다. 이것들은 냉장고의 냉기를 그대로 담고 있기 때문에 냉
기가 많은 음식이 된다.

더구나 음식 자체의 본성이 차가운 성미를 갖고 있는 것이라면 그 냉기
는 더욱 심해진다. '찬 성미의 음식 + 냉장고의 냉기'를 가진 식품들을 냉

장고에서 꺼내어 시원한 채로 그대로 먹는 것이 현대 냉기병의 주범들인 것이다. 그것들은 바로 찬 물, 찬 음료수, 찬 우유, 찬 과일 등이다. 얼음이나 아이스크림은 가장 냉기가 강하다. 이런 음식들로 인한 냉기병의 피해는 매우 크다.

## 공복에 찬 것을 먹는 것이 가장 나쁘다

무더운 여름에 찬 것을 많이 먹게 되는 것처럼 화가 많은 현대인들은 냉장고의 찬 것을 좋아한다. 그런데 비록 찬 것을 먹더라도 생리기능에 나쁜 영향을 주지 않는 방향에서 먹어야 한다. 찬 것은 어느 때 먹는 것이 좋을까?

위장은 용광로와 같다. 용광로는 뜨겁게 가열되어 쇠를 녹이며, 일을 마치면 열이 식는다. 이와 마찬가지로 음식물이 들어오면 위장은 위산을 분비하며 뜨겁게 가열되어 음식을 녹이고 소화시킨다. 이때는 인체도 뜨거워지므로 음식을 먹을 때는 몸이 더워지면서 땀이 난다. 그리고 음식이 다 소화되어 위장이 비면 위장은 열이 식으면서 본래의 중간적인 성질로 돌아간다.

만약 음식을 먹어서 위장이 뜨거운 상태라면 찬 것을 조금 먹더라도 찬 기운과 더운 기운이 중화되어 찬 기운이 쌓이지는 않는다. 물론 이때도 찬 것을 너무 많이 먹는다면 위장이란 용광로의 열기가 식어서 소화에 문제가 생길 것이니 너무 많이 먹으면 안 된다. 찬 것은 어떤 경우라도 조금만 먹는 것이 좋다.

그런데 음식이 전부 소화되어 위장이 비어있을 때에도 찬 것을 먹는 경우가 큰 문제이다. 그때는 위장이 뜨겁지 않은 상태에서 찬 것이 들어오기 때문에 찬 성질이 중화되지 못한다. 따라서 음식의 냉기가 바로 아랫배에 내려가고, 그것이 쌓이면 냉기병을 일으키는 것이다. 반드시 기억하자. 위장이 비어있는 상태, 즉 공복에 찬 것을 먹으면 바로 아랫배에 냉기가 쌓인다.

특히 아침 공복에 마시는 찬물·찬 우유·녹즙·과일즙이 가장 나쁘다. 양기가 떠오르는 아침에는 따뜻한 것을 먹어 양기의 상승을 도와야 하는데 찬 것을 먹으면 양기가 떠오르지 못하고 바로 냉기가 되어 아랫배에 쌓인다. 아침 공복에 찬물이나 찬 우유를 마시면 변비를 없애고 노폐물을 배설한다는 그릇된 지식이 수많은 냉기병 환자를 만들고 있다. 이런 잘못된 지식은 하루빨리 머릿속에서 지워야만 한다.

## 과일은 미리 꺼내놨다가 먹어라

찬 물이나 얼음, 아이스크림의 해로움은 금방 이해할 수 있지만 찬 과일의 냉기라는 말은 조금 생소할 수 있다. 과일은 냉성의 음식이다. 또한 몇몇을 제외하면 신선도를 위해 냉장 보관을 한다. 과일의 냉성에 냉장고의 냉기가 더해져 냉장고에서 바로 꺼낸 과일은 더욱 찬 성질을 갖는다. 냉장 보관한 과일은 냉기가 많은 음식이므로 식후에 위장이 뜨거울 때 후식으로 먹는 것이 좋다.

그런데 과일을 아무 때나 먹는 것, 특히 공복에 먹는 것은 아랫배에 냉기를 쌓는 행위이다. 만약 식후가 아닌 때에 과일을 먹는다면 반드시 실온에 두어 냉장고의 냉기를 제거한 후 먹어야 한다. 과일즙이나 녹즙도 마찬가지다.

또한 과일을 먹을 때는 입안에서 오래 씹으며 냉기를 줄여야 한다. 그런데 과일즙, 녹즙은 입안에 머금지 않고 바로 삼키기 때문에 냉기가 심한 상태 그대로 먹게 되니 주의해야 한다. 과일과 야채는 즙내어 먹지 말고 오래 씹어서 먹는 것이 좋다. 이런 냉기의 개념을 전혀 모르고 비타민과 식이섬유만 생각하면서 아침 대용 또는 공복에 찬 과일즙, 찬 녹즙을 먹는 것은 냉기를 쌓는 아주 해로운 행위이다.

특히나 과일만 먹으면서 한다는 과일 다이어트는 위험하다. 냉기가 쌓이는 부작용이 매우 심각할 것이다.

## 아직도 아이들에게 우유를 먹이고 계십니까

현대는 음식에 포함된 성분과 영양소만 중요시한다. 하지만 이것은 음식의 열기, 냉기 같은 기를 모르는 서양의 방법일 뿐이다. 기를 몰라서 발생하는 피해가 매우 큰데, 대표적인 예가 우유이다.

우유는 성질이 차갑고 맛이 달며, 음액을 보충하는 식품이다. 열이 많고 마른 사람에게는 보약이 될 수 있지만 많이 먹으면 습기를 정체시켜 붓게 만들며 기의 순환을 방해한다. 따라서 냉한 사람, 소화기가 허약하고 잘 체하는 사람, 설사가 잦은 사람, 살이 잘 찌는 사람, 비만하고 잘 붓는 사람은 먹지 않는 것이 좋다.

현대생활에서 우유를 먹는 것은 냉기를 먹는 것과 같고, 매일 우유를 먹는 것은 아랫배에 냉기를 차곡차곡 쌓는 것과 같다. 왜 그럴까? 우유는 자체가 차가운 성미인데다가 신선도를 유지하기 위해 냉장고에 보관한다. 따라서 냉장 보관된 우유를 바로 마시면 아주 찬 음식을 먹게 되는 것이다. 또한 많은 사람들이 우유를 식후에 위장이 뜨거울 때 마시기보다 공복에 식사대용으로 먹거나 간식으로 먹는다. 즉, 찬 성질의 우유를 냉장 보관해 더욱 차갑게 만들고 거기에 공복 상태에 먹는 것이 현재의 우유 섭취법이다. 이런 행위는 냉기를 심하게 쌓는 결과를 낳는다.

우유는 현대 아이들 냉기병의 주된 원인이다. 아이들의 잦은 감기, 비염, 장염 그리고 아토피성 피부염 같은 알레르기 질환은 어려서 찬 우유를 많이 먹는 것이 가장 큰 원인이다. 이런 질병이 있다면 우유를 딱 끊어야 한다.

더 큰 문제는 이렇게 쌓인 냉기가 없어지지 않고 몸속에서 오래 작용한다는 것이다. 특히 여자들의 경우에 아래배의 냉증으로 인한 질환들이 많은데 이것도 어려서 오래 먹은 찬 우유의 냉기가 원인일 수 있다. 먹거리가 풍족한 시대에 굳이 여러 질병을 감수하면서까지 우유를 먹어야 할 필요가 없다.

언제부터인가 우유는 아이들의 필수적인 음식이 되었다. 우유의 영양소를 들먹이며 우유가 아이들의 성장에 필수적이라는 우유회사들의 지속적인 주입식 광고가 머리 속에 각인된 때문이다. 우유를 먹지 않으면 아이의 키가 자라지 않을 것이란 공포감에 휩싸인 엄마들이 매우 많다. 거의 대부분의 엄마들이 갖고 있는 생각이라 해도 틀리지 않을 것이다. 아이가 비만한지 말랐는지, 속이 냉한지 뜨거운지, 우유를 먹으면 배가 아픈지 안 아픈지, 아이가 알레르기 질환이 있는지 없는지 상관도 없이 무조건 키 크라고 우유를 많이 먹인다. 이것은 아이에게 전혀 이롭지 않으며 도리어 해로운 행위임을 명심하자.

우유는 완전식품이란 이야기도 있다. 이는 세계에서 영향력이 가장 큰 나라이자 세계 최대의 낙농업국인 미국의 우유회사들과 영양학자들이 우유를 많이 팔기 위해 만들어낸 말에 불과하다. 정확히 알자. 우유는 송아지에게만 완전식품이 될 수 있으며 인간에게는 결코 완전식품이 될 수가 없다. 또 우유는 냉기와 비만을 일으킬 수 있는 위험한 식품이다. 그래도 무조건 아이에게 우유를 먹이겠다면 따뜻하게 덥혀서 조금만 먹이는 것이 좋다. 공복에 먹는 찬 우유는 해로움이 매우 큰 음식이다.


## 고기를 먹고 나면 찬 것이 당긴다고?

무더운 여름에는 찬 것이 입에 당기지만 추운 겨울에는 찬 것이 싫어진다. 이것은 정상적인 생리기능이다. 그런데 몸에서 과다하게 열이 날 때는 겨울에도 찬 것이 입에 당긴다.

식후에 위장이 활발히 움직일 때는 열이 나므로 찬 것이 당길 수 있다. 그런데 식사한 지 한참 시간이 지나서 위장이 비어도 찬 것이 당기는 경우가 문제이다. 이것은 대부분 열기 많은 음식을 많이 먹었을 때 발생한다.

음주 후, 고기나 밀가루·매운 것처럼 열기 많은 음식을 먹은 후, 지나치게 과식한 후에는 체내에 열이 많이 발생하기 때문에 공복에도 찬 것을 자꾸 먹게 된다. 그 때문에 냉기가 쌓이는 것이다.

결과적으로 고열량을 섭취하는 서구식 식습관이 찬 것을 부르는 근본적인 원인이다. 이 때문에 추운 겨울까지도 찬물과 아이스크림을 즐기고 찬 것을 먹는 사람들이 많으니 어찌 냉병이 없을까! 채식을 하는 사람들은 입에서 찬 것이 당기지 않기 때문에 찬 것을 별로 즐기지 않는다. 서구식 식생활은 화의 질병을 유발함과 동시에 찬 것을 즐기게 만들어 냉기병을 일으키는 원인이 된다는 점을 강조하고 싶다.

그렇다면 찬 음식은 언제 어떻게 먹어야 할까? 찬 음식을 먹을 때 지킬 원칙들은 아래와 같다.

❶ 음식을 먹을 때는 먼저 따뜻한 것을 먹은 후 차가운 것을 먹는다.

❷ 음식을 먹어서 위장이 활동하고 있을 때는 찬 것을 조금 먹어도 좋다. 단, 너무 많이 먹으면 위장의 활동에 방해가 되니 주의한다.

❸ 빈속에 찬 것을 먹으면 모두 아랫배의 냉기가 된다. 얼음이나 아이스크림뿐만 아니라 냉장고에서 바로 꺼낸 찬 물, 찬 음료수, 찬 우유, 찬 과일은 모두 찬 것이다.

❹ 무더운 여름철에는 서늘한 성미를 갖는 과일, 채소를 많이 먹어야 한다. 단, 냉장고에서 꺼낸 후 실온에 두어 냉장고의 냉기를 제거하고 먹어야 하며 되도록 입안에서 오래 씹는 것이 좋다. 냉기가 아주 강한 얼음, 아

이스크림, 냉녹차, 아이스티 같은 것은 어느 때고 멀리 하는 것이 좋다.


냉병을 일으키는 생활요인들

이외에도 냉병을 일으키는 생활요소들로는 다음과 같은 것들이 있다.

### ❶ 미니스커트와 배꼽티

아랫배는 항상 따뜻해야 건강하다. 특히 이것은 자궁이 건강해야 하는 여성에게 아주 중요한 일이다. 밖으로 드러낸 배꼽이나 짧은 치마 속으로 냉기가 침입하면 아랫배에 냉기가 쌓이는데 이는 자궁을 냉하게 만든다. 자궁이 냉해지면 생리와 임신에 나쁜 영향을 주고, 수족냉증과 빈혈도 일으킨다. 무더운 여름철이라도 치마는 무릎을 덮을 정도의 길이를 입는 것이 자궁 건강에 좋다.

### ❷ 냉방기

더운 여름철에는 체온도 상승하므로 땀을 많이 흘려서 체내의 열기를 낮추어야 한다. 그런데 냉방기를 사용하면 체표의 온도가 낮아져 땀이 흐르지 않으므로, 체내의 열기가 더욱 심해지고 만다. 땀을 흘려야 할 때 땀을 흘리지 않음으로써 체내에는 화가 쌓이게 된다. 또한 화를 식히기 위해 수시로 찬 것을 마시니 아랫배의 냉기도 심해진다. 화가 많은 사람일수록 더운 계절에는 땀을 많이 흘려야 하는데, 정반대의 결과를 초래하는 것이다.

여름철에 냉방기를 과도하게 사용하면 당장 질병이 발생할 수도 있지만 그렇지 않더라도 가을철에 감기와 기침병에 걸리기 쉽다. 여름에 인체에 침입한 냉기가 가을에 이르러 서늘한 기운과 결합하면 쉽게 질병을 일으키므로 냉방기의 사용은 극도로 자제해야 한다.

### ❸ 난방기

겨울은 춥기 때문에 인체는 체열을 잃지 않기 위해서 생리적으로 땀구멍을 단단히 닫고 땀을 흘리지 않는다. 그런데 지나친 난방으로 여름처럼 지내면 땀구멍을 닫는 기능이 허약해지고, 땀을 흘릴 정도가 되면 체열을 잃어 결국 냉기가 쌓이게 된다.

또한 땀구멍이 허약해져 자주 열리면 외부의 나쁜 기운이 침입하기 쉬우니 감기 같은 유행성 전염병에 자주 걸리게 된다. 따뜻한 집안에서 땀구멍이 열려 있다가 바깥의 찬 공기에 접하니 바로 감기에 걸리는 것이다. 이런 이유로 감기에 걸리는 경우가 무척 많다.

겨울철에 집안의 난방은 약간 두터운 옷을 입고 지낼 정도가 좋다. 밤에 잠을 자는 경우라도 땀을 흘릴 정도의 지나친 난방은 좋지 않다.

### ❹ 콘크리트 아파트에 둘러싸인 생활환경

콘크리트는 찬 기운을 갖고 있고, 황토는 따뜻한 기운을 갖고 있다. 황토 집을 짓지 않고 콘크리트에 둘러싸인 현대의 집은 냉기의 원인이다. 환경을 바꿀 수 없다면 요령 있게 살아보자. 아파트의 내부를 황토로 도배를 하는 것, 집안에만 있지 말고 자주 외출하여 흙을 밟고 걷는 것, 화초를 키워 보는 것도 좋겠다. 흙과 자주 접하면 현대인의 건강에 큰 도움이 된다.

### ❺ 좌변기와 비데

  평소에 하복부를 따뜻하게 찜질을 하는 것은 건강에 이롭다. 반대로 하복부를 냉하게 하는 것은 건강에 매우 해롭다. 하복부에는 찬 물이 직접 닿는 것을 피해야 한다. 비데의 물은 항상 따뜻한 물을 사용해야 한다. 비데의 물이 차가우면 직접적으로 아랫배에 냉기를 준다.

# 이런 증상이 있다면
# 냉병을 의심하라

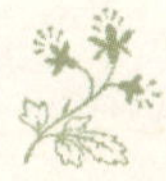

화기는 심장이 있는 가슴에 맺혀서 화의 증상은 가슴을 중심으로 위쪽에 많다. 반면 냉기는 신장이 있는 아랫배에 맺히는데, 배꼽을 중심으로 그 아래쪽에 냉기가 쌓여서 뭉친 것을 '냉적'이라 한다. 따라서 냉적 질환은 하복부의 장기인 신장, 대장, 방광, 자궁에 많이 나타난다. 또한 냉기는 찬 음식에서 발생하는 경우가 많기 때문에 음식을 소화시키는 소화기 계통의 증상도 많다.

냉기의 특성은 움츠러들고 뭉치게 하는 것이다. 수증기는 냉기를 받으면 뭉쳐서 물방울이 되며, 물이 냉기를 많이 받으면 단단하게 뭉치고 얼어서 얼음이 된다. 인체에 냉기가 많으면 기운을 뭉치게 하여 기혈 순환을 방해하고 순환장애를 일으키며, 심하면 몸속에 덩어리를 만든다. 또한 관절과 근육의 움직임을 부자연스럽게 하여 관절질환을 일으킨다.

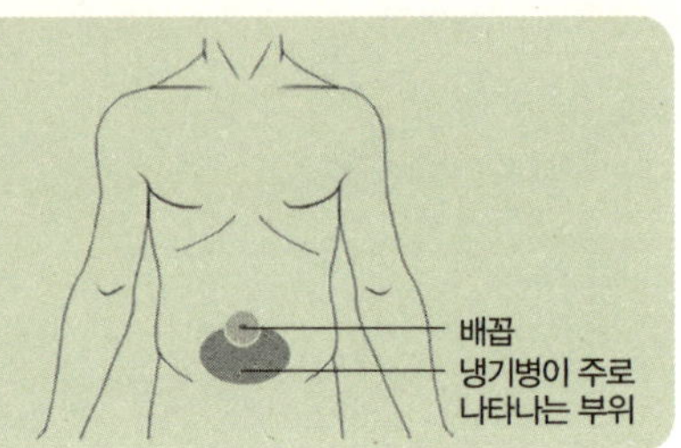


## "아랫배가 싸늘해지며 설사가 잦아요"

대장은 차가운 것을 싫어하며, 찬 기운을 받으면 품고 있는 것을 간직하지 못하고 바로 덜어내는 성질이 있다. 냉기가 대장을 자극하면 대변을 보거나 심하면 설사를 한다. 대변을 자주 보거나 설사가 잦은 사람, 새벽마다 배가 아프면서 설사하는 사람, 찬 것을 먹으면 아랫배가 싸늘해지며 화장실에 가는 사람은 대장이 있는 아랫배에 냉기가 많은 사람이다. 고민이 있거나 생각을 하면 배가 아프고 화장실에 가는 과민성대장증후군도 냉기병 환자에게 많다.

한편 배에서 꼬르륵 소리가 잘 나면 배가 찬 사람이다. 추운 겨울철에 산에서 흐르는 작은 냇물의 물소리는 요란하다. 옆 사람이 배에서 꼬르륵 소리가 나면 '뱃속에 냉기가 많구나' 하고 생각해도 된다. 배가 고픈 사람보다

배가 찬 사람이 뱃속에서 소리가 심하게 난다.

아침 공복에 시원한 냉수를 마시면 변비가 없어지며 피부도 고와진다고 떠드는 의사들이 있다. 냉수의 그런 배변 효과는 냉기가 대장을 자극해 나타난다. 그런데 냉수가 단순히 변비 해소에만 작용하면 좋겠지만 그것이 아니다. 냉수 때문에 아랫배에 냉기가 쌓이면 냉적이 되어 수많은 질병을 유발할 수 있다. 아침 공복에 찬물을 마시는 것은 득보다 해가 많은 행위이다.


### "소화가 잘 안 되면서 입맛이 없어요"

음식물을 분해하는 위장의 기능은 쇠를 녹이는 용광로에 비유된다. 찬 음식을 많이 먹으면 위장의 용광로 기능이 식게 되어 소화 장애를 일으킨다. 〈동의보감〉에는 '음식물은 한기를 만나면 엉기고 열기를 만나면 소화가 된다' 라고 하였다. 식사 할 때 냉수를 많이 마시는 것, 후식으로 얼음물, 아이스크림을 먹는 것은 소화 장애를 유발할 수 있다. 빈속에 찬 것을 먹는 것은 더욱 나쁘다.


### "감기를 달고 사는데다 비염이 있어요"

폐는 찬 기운에 손상받기 쉬우며, 아랫배의 대장과는 부부처럼 밀접한 관계이다. 또한 폐와 코는 직접적으로 연결되어 있다. 〈동의보감〉에는 '몸이 냉하거나 차가운 질병이 있는 사람이 찬 것을 마시면 폐를 손상한다' 라고 하였다. 찬 것을 먹어서 아랫배에 냉기가 심해지면 대장을 통해서 폐에 찬 기운이 전해져 폐가 손상되는 것이다. 그래서 '폐가 나쁜 사람은 찬 음식과 찬 옷을 피해야 한다' 고도 하였다. 찬 음식과 폐-대장-코의 연결 관계를 잘 알아야 한다.

특히 성인에 비해 아직 장부의 기능이 허약한 소아들이 찬 것을 많이 먹으면 폐기관지와 코에 질병이 많아진다. 감기와 비염이 대표적이며 천식도 발생한다. 이 같은 질병이 아니더라도 맑은 콧물을 자주 흘리는 것도 폐가 차가워진 것이다.

요즘 아이들이 감기를 달고 사는 것, 비염으로 고생하는 것, 찬바람만 쏘이면 기침 콧물이 발생하는 것은 운동부족과 오염된 공기에 폐가 허약해진 탓도 있지만 무엇보다 찬 것을 많이 먹어서 아랫배에 냉기가 많아졌기 때문이다. 필자의 아이들에게 찬 것을 먹이지 않은 후 가장 눈에 띠는 것은 감기가 적어진 점이었다. 특히 콧물감기가 적어졌다.

또한 감기를 동반한 장염, 장염을 동반한 감기, 또는 비염과 장염이 동시에 발생하는 경우도 많은데 이런 질병들도 모두 평소에 찬 것을 많이 먹어서 냉기가 쌓였기 때문이다. 비염 따로, 감기 따로, 장염 따로 발생하는 것이 아니다. 모두 한 계통의 질병들이다.

감기예방은 찬 것을 먹지 않는데서 시작해야 한다. 소아들의 경우에 잦은 감기나 비염 같은 알레르기 질환, 대장질환을 함께 유발하는 대표 음식인 냉장고의 찬 우유를 가장 주의해야 한다.

따뜻하고 습기가 촉촉한 땅에서 풀과 나무가 잘 자란다. 자궁도 이런 상태여야 건강한 생명을 잉태할 수 있다. 아랫배의 냉기는 자궁을 얼어붙게 만들어 불임을 유발한다. 한의학에서는 자궁을 포(胞)라고 하는데, 〈동의보감〉에서는 '포가 차가우면 자식이 없다'라고 했다. 그런 경우에 생리불순이나 냉대하가 심한 경우가 많은데 모두 냉기 때문이다.

찬 것을 많이 먹는 여성, 겨울에도 짧은 치마를 입는 여성, 배꼽티를 입는 여성은 자기 몸과 태어날 아기의 건강을 생각하며 생활습관을 바꾸어야 한다. 여름에 찬 음료수를 마시며 냉방기의 시원한 바람을 쐬는 것이 가장 나쁘다.

## "자다가 화장실에 가는 일이 잦아요"

냉기가 많다는 것은 따뜻한 양기가 부족한 것을 뜻한다. 방광에 양기가 부족하면 맑은 소변을 자주 보는데 특히 야간에 소변을 자주 본다. 노인이 밤에 소변을 자주 보는 것이 바로 양기부족 때문이다. 여성들에게 많이 발생하는 요실금도 양기부족이 원인일 때가 많다. 양기가 부족한 남성은 발기력이 저하되고 조루가 되기 쉽다.

지금까지 냉기로 인한 대표적인 증상들을 알아보았다. 이들 증상은 대부분 냉기의 뭉치는 성질이 잘 나타나는 것으로서, 그 특징들을 정리해보면 아래와 같다.

첫째, 냉기는 기혈의 순환을 방해한다.

노인이나 여성의 혈액순환장애는 냉기가 원인일 확률이 가장 높다. 특히 심장에서 먼 쪽의 말초혈액 순환장애는 대부분 냉기가 원인이다. 손발 저림도 마찬가지이다.

둘째, 냉기가 뭉쳐 기혈순환이 되지 않으면 통증이 발생한다.

냉기로 인한 통증의 특징은 당기는 통증이다. 허리 · 다리 · 무릎이 당기면서 아픈 사람, 추운 데에 있으면 통증이 심해지는 것은 냉기로 인한 것이다. 이것은 노인들의 만성적인 관절통에 많이 나타난다. 또한 허리가 시리고 다리가 차가운 것, 손발이 차가운 수족냉증도 발생한다.

셋째, 냉적으로 인한 증상이 나타난다.

〈동의보감〉에는 '찬 기운이 많으면 혈기가 머물러 운행하지 못하기 때문에 오래 머물러 적(積)이 된다'고 했다. 특히 '비위가 허약하거나, 날것이나 찬 것을 지나치게 먹어 제대로 소화시키지 못하면 적취(積聚)나 결괴(結塊)가 생겨 명치가 불러 오르고, 트림하고 탄산이 있으며, 얼굴이 퍼렇고, 살이 여윈다'고 했는데, 여기에 심각성이 있다.

적취나 결괴는 덩어리가 뭉친 것이며, 이것들은 서양의학의 암에 해당한다. 덩어리가 작아서 인체에 미치는 영향력이 적으면 문제가 심각하지 않지만 덩어리가 커져서 영향력이 커지면 무서운 것이 암 덩어리다. 냉기가 심하게 뭉쳐서 기혈의 순환을 막으면 덩어리를 만들고 그것이 커지면 암 덩어리가 될 수 있다.

# 아랫배가
# 따뜻해지는
# 음식과 생활요법

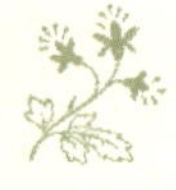

## 몸을 따뜻하게 만드는 식품들

아랫배의 냉기를 없애는 데는 맵고 따뜻한 성미의 약재를 사용한다. 매운 맛이 강할수록 열기가 강하고 뜨겁다. 음식 중에서는 생강, 마늘, 고추, 파, 겨자, 후추 같은 매운 양념들과 쑥, 부추, 달래 같은 채소가 있다. 그런데 중요한 것은 비슷한 성미라도 작용하는 부위에 차이점이 있다는 점이다 (옆의 표 참고). 이에 따르면 아랫배의 냉기를 제거하는 데는 마늘, 쑥, 부추가 적당하다. 열기의 강도는 마늘 〉 쑥 〉 부추의 순서이다.

그런데 마늘과 같은 매운 양념류는 냉기제거의 효과가 크지만 조금만 지나치거나 잘못 사용하면 부작용 또한 크기 때문에 각별히 주의해서 먹어야 한다. 우리가 매일 먹는 고추는 뜨거운 성미를 갖고 있지만 아랫배의 냉기제 거효과보다는 심장의 화를 일으키는 악영향이 더 크다. 생강홍차를 마시라는 요법도 있지만 생강도 매운 양념류이니 너무 오래 먹지 않는 것이 좋다.

부작용 없는 냉기 제거를 생각한다면 매운 양념류보다 쑥, 부추 같은 채소류를 먹는 것이 훨씬 효율적이다. 특히 쑥은 냉기 많은 여성들에게 매우 좋은 작용이 있어 필자가 자주 권하는 식품이기도 하다. 하지만 이 역시 오래 먹으면 열이 쌓여서 시력을 손상하는 등의 부작용이 있으니 주의해야 한다.

| | |
|---|---|
| 파 | 가장 윗부분에 작용한다. 주로 심장과 폐에 작용한다. |
| 고추, 겨자, 후추 | 위장부터 그 위쪽의 심장과 폐에 작용한다. |
| 생강 | 위장과 약간 그 아래쪽까지 작용한다. |
| 마늘, 부추, 쑥 | 위장부터 아랫배까지 작용하여 간, 신장, 대장, 방광까지 따뜻하게 한다. |

| 열기가 많은 음식의 인체 작용 |

## 냉기제거 음식을 먹을 때 주의할 점

❶ 몸이 좋아지면 욕심을 부리지 말고 바로 그만 먹어야 한다. 조금만 지나치게 먹어도 화를 일으키기 쉽다.

❷ 먹는 도중에 상열감, 두통, 눈 충혈, 목이 마르고 물이 당김, 소변이 붉어지는 증상이 나타나면 그만 먹는다.

❸ 추운 겨울에는 찬 공기의 냉기를 이겨낼 정도로만 먹어야 한다. 땀을 흘릴 정도로 많이 먹으면 좋지 않다.

❹ 찬 음식을 많이 먹는 여름철엔 냉기가 쌓이기 쉽다. 냉기 제거를 위해 맵고 뜨거운 음식을 조금만 그리고 가끔씩 먹는다. 여름에 맵고 뜨거운 것을 많이 먹으면 화가 쌓이기 쉬우니 주의해야 한다.

## 잘못된 반신욕은 몸을 차갑게 만든다

반신욕은 냉기제거법으로 알려지며 많은 사람들이 애용하는 방법이다. 지금까지 알려진 반신욕의 효능으로는 근육의 긴장완화, 혈액순환 개선, 신진대사 향상, 수족냉증의 치료효과 등이 있다. 그런데 이런 효능은 일반적인 목욕의 효과로도 나타나는 것이며 특별히 반신욕만의 효능이라 볼 수 없다. 또한 현재의 반신욕 방법은 여러 가지 문제점이 많지만 여기서는 냉기와 관련된 것만 다루어 보겠다.

현재의 반신욕법에서는 20~30분 정도의 시간에 땀을 충분히 흘릴 것을 권유하고 있다. 땀이 흐르는 것을 느끼지 못하면 제대로 된 반신욕이 아니며, 땀은 체력이 허락하는 대로 충분히 흘려주는 것이 좋다고 주장한다. 땀이 흐른다는 것은 하체의 열기가 상체로 충분히 전달되었다는 뜻이며 반신욕으로 인한 혈액순환이 성공적으로 이루어졌음을 뜻한다는 설명이다.

그런데 반신욕 원리의 근간을 이루는 이 이론부터 잘못되었다. 땀의 제1기능은 체온조절이니 땀을 많이 흘리면 체열이 식으면서 체온이 내려간다. 반신욕을 하는 동안에는 뜨거운 물의 열기로 인해 땀이 나지만 반신욕 후에 시간이 지나면 도리어 체온이 내려가는 것이다. 반신욕으로 땀을 많

이 흘릴수록 몸이 따뜻해지는 것이 아니라 반대로 차가워진다. 따라서 반
신욕이 두한족열 치료법으로서 냉기를 제거한다고 하는 것은 잘못되었다.
반신욕은 냉기제거법이 아니라 근육을 이완시키고 혈액순환을 좋게 하는
혈액순환법일 뿐이다.

반신욕을 할 때의 올바른 방법은 따뜻한 물에 배꼽 이하의 부위만 담근
후에 땀이 막 나려고 할 때 반신욕을 멈추는 것이다. 그래야 냉기제거의 효
과가 있다. 그런데 이런 방법은 물과 시간의 낭비가 심하다. 반신욕보다 필
자가 추천하는 방법은 족탕법이다.

## 반신욕보다는 족욕이 낫다

족탕법은 땀을 흘리지 않으면서도 두한족열의 의미를 충분히 살릴 수 있
는 방법이다. 다리와 발은 심장에서 아래쪽으로 멀기 때문에 심장의 화기
를 충분히 받지 못해 가장 차가운 부위이다. 따라서 혈액순환이 잘 되지 않
고 냉해지기 쉽다.

족탕법은 따뜻한 물에 발과 발목까지를 담그는 방법이다. 무릎 밑까지
담가도 좋다. 이 부위를 따뜻하게 하면 냉기가 풀어지면서 열기가 올라오
며 기의 순환이 원활해진다.

노인이나 순환장애가 있는 사람, 당뇨병 환자, 불면증 환자, 예민한 사람
은 매일 해도 좋다. 단, 족탕법을 할 때에도 물을 너무 뜨겁게 하거나 지나
치게 오래하여 땀이 날 정도가 되면 좋지 않다는 것을 명심하자. 가장 좋은

방법은 먼저 발바닥을 마사지한 후 따뜻한 물에 발을 담그는 것이다. 이렇게 하면 순환이 더욱 잘 되며 피로도 풀어진다.

## 단전호흡은 아랫배를 따뜻하게 만든다

단전호흡은 심장의 화기를 아랫배로 끌어내리면서 아랫배를 따뜻하게 만들어주는 호흡법이자 명상법이다. 심장의 화기와 아랫배의 냉기를 동시에 다스릴 수 있는 훌륭한 방법이다(구체적인 의미와 방법에 대해서는 172쪽을 참고하라).

이상의 방법들을 실생활에서 자주 하다 보면 어느새 손발과 아랫배가 따뜻해진 것을 느낄 수 있을 것이다. 모든 독자 여러분이 이 책을 통해 활력 넘치는 몸과 맑은 정신을 가질 수 있게 되길 바란다.